骨科微创手术系列丛书

Minimally Invasive Surgery in Total Hip Arthroplasty

微创全髋关节置换手术

主编　〔德〕约阿西姆·普菲尔
　　　〔德〕维尔纳·E·希伯特
主译　黄宁庆

天津出版传媒集团

 天津科技翻译出版有限公司

著作权合同登记号：图字 02-2013-8

图书在版编目（CIP）数据

微创全髋关节置换手术 /（德）普菲尔（Pfeil, J.）,（德）希伯特（Siebert, W.E.）
主编；黄宁庆等译. —天津：天津科技翻译出版有限公司, 2013.5
（骨科微创手术系列丛书）
书名原文：Minimally Invasive Surgery in Total Hip Arthroplasty
ISBN 978-7-5433-3221-8

Ⅰ.①微…　Ⅱ.①普…②希…③黄…　Ⅲ.①人工关节—髋关节置换
术—显微外科手术　Ⅳ.①R687.4

中国版本图书馆 CIP 数据核字（2013）第 062824 号

Translation from English language edition:
Minimally Invasive Surgery in Total Hip Arthroplasty by Joachim Pfeil and
Werner E. Siebert
Copyright© 2010 Springer Berlin Heidelberg
Springer Berlin Heidelberg is a part of Springer Science+Business Media
All Rights Reserved

中文简体字版权属天津科技翻译出版有限公司。

授权单位：Springer-Verlag GmbH
出　　版：天津科技翻译出版有限公司
出 版 人：刘 庆
地　　址：天津市南开区白堤路 244 号
邮政编码：300192
电　　话：022-87894896
传　　真：022-87895650
网　　址：www.tsttpc.com
印　　刷：唐山天意印刷有限责任公司
发　　行：全国新华书店
版本记录：787×1092　16 开本　6.75 印张　120 千字
　　　　　2013 年 5 月第 1 版　2013 年 5 月第 1 次印刷
　　　　　定价：48.00 元

（如发现印装问题，可与出版社调换）

译者名单

主　译

　　黄宁庆 （青海大学附属医院关节外科 ）

译　者

　　张国秋 （青海大学附属医院关节外科）

　　曹志强 （青海大学附属医院创伤骨科）

　　张　渊 （青海大学附属医院创伤骨科）

　　赵希铭 （青海大学附属医院关节外科）

　　唐保明 （青海大学附属医院创伤骨科）

编者名单

Dr. Etienne Lesur
La Ligne Bleue
9 av Rose Poirier
88060 Epinal Cedex, France
lesur.md@wanadoo.fr

Dr. J. Modaine
Clinique de Riaumont
Av Entre Deux Monts
62800 Liévin, France
jmodaine@ahnac.com

Prof. Dr. Joachim Pfeil
Chefarzt, Orthopädische Klinik
St. Josefs-Hospital, Beethovenstraße 20
65189 Wiesbaden, Germany
jpfeil@joho.de

Prof. Dr. Werner E. Siebert
Vitos Orthopädische Klinik Kassel gGmbH
Wilhelmshöher Allee 345
34131 Kassel, Germany
werner.siebert@vitos-okk.de

译者前言

　　微创手术技术是近年来兴起的一项新技术，正日益受到学者和人们的关注。相比而言，全髋关节置换手术在其不断发展的历史进程中经历了不断的改进，最终为骨科界所公认。目前所有手术技术都在朝"微创"的方向发展，这意味着手术切口的选择将更为精准，术中组织损伤将更小。微创全髋关节置换手术技术作为一项新技术，其优点在于手术创伤小、患者术后疼痛轻、术后康复时间明显缩短。

　　本书对目前临床上采用的各种微创全髋关节置换手术技术进行了系统、全面的介绍，读者可借此书对其有一个全面的了解和认识。同时我们也需要认识到，所谓的"微创"手术并非仅仅是"小切口"那么简单，真正意义的微创手术应该是能够实现手术切口深部肌肉、肌腱组织甚至是皮下组织最小程度的损伤。由此可见，术者对切口周围解剖学和基本外科手术分离及显露技术的熟练掌握，以及对手术操作器械的熟练运用，才是手术成功的关键所在。本书作者对髋关节手术相关解剖学及手术操作器械的运用进行了详细的论述。希望读者能够通过阅读本书有所收获，并结合自身临床实践有所体会。

　　我们在翻译本书的过程中遇到了很多困难，加上时间仓促，水平有限，所以错误之处在所难免，敬请读者谅解。

黄宁庆

2013 年 3 月

前　言

　　全髋关节置换术至今已有了很大的发展和改进。微创手术技术目前已为大众和患者所熟知并引起了人们的广泛关注。利用微创手术技术行全髋关节置换的患者可能会获得更好的预后结果。

　　目前，很多人认为，微创手术技术可以降低手术对患者生活质量产生的负面影响。临床上各专业已有多种微创术式得以推出和开展。本书将详细介绍各种髋关节微创手术入路及其特点。

　　本书所述多种微创手术技术的目的是为了尽可能减小术中软组织及肌肉损伤，减小切口长度，以及尽可能减小髋关节囊损伤。本书对各种髋关节微创手术入路的发展和改进历史进行了详细介绍，并对手术相关解剖进行了详细论述，使读者能够对髋关节微创前侧、前外侧及后侧入路有一个全面、直观的了解。此外，本书对患者术中的体位摆放及相关手术操作器械也进行了详细论述。

　　全面了解微创髋关节手术技术的发展历史是掌握此项新技术及全面掌握手术相关髋关节周围解剖学的关键。本书对这些相关知识进行了反复而有条理性的论述。

　　读者在临床实践中可根据自身习惯决定采用何种手术入路方式及植入何种假体。

　　本书对目前临床上采用的各种微创髋关节置换手术技术进行了详细的分类描述。

　　我们的目的是为了对这些手术入路进行归纳和总结，并由各个专家对其擅长的手术入路进行探讨。

　　目前微创全髋关节置换术式仍缺乏长期随访研究结果支持。本书只是给临床医师提出了一种手术治疗手段，以便其在实际工作中依个人喜好选择相应的手术入路。

全髋关节置换手术技术的更新和发展很快。本书详细介绍了髋关节解剖及微创手术技术,并对各种微创手术入路的适应证进行了论述,这对于医师在临床上选择手术入路及确定手术方案是十分有帮助的。

随着目前人口不断向老龄化发展,髋关节炎病变患者也在相应不断增多。这些老龄患者受教育程度较高,其对自身活动水平要求也较高,这些患者都是"潜在的"全髋关节置换手术患者。因此,今后临床上对全髋关节置换手术的需求也将会不断增多。而此项手术技术也需要得到进一步的改进,因为患者的要求可能不仅仅是术后能够恢复日常生活活动,甚至可能对其活动水平要求更高。术后患者能够恢复正常娱乐活动,且患肢髋关节周围肌肉功能恢复正常,这些无疑是每位患者的期望所在。

希望本书的推出能使读者对微创全髋关节置换术有一个全面的认识,并有助于解决前述患者面临的难题和期望。

约阿西姆·普菲尔

维尔纳·E·希伯特

目 录

第**1**章 引 言

Joachim Pfeil

微创全髋关节置换技术是一项新技术。提倡微创手术技术的学者认为其较传统手术技术具有很多优点。短期随访研究结果表明，微创全髋关节置换术术后患者较传统术式预后良好且术后恢复快。

我们要了解微创技术的起源，首先需了解现代手术技术的发展过程。19世纪和20世纪以来手术技术发展迅速。外科手术技术的发展与同时发生的其他社会及技术革命性进步一样，是时代进步的标志之一。

1.1
外科手术技术的总体发展

近两个世纪以来，外科技术取得了比任何时代都显著的进一步发展。19世纪和20世纪以来，科学及工业技术取得了革命性的进步。工业化带来的社会和技术进步对人们的日常生活产生了深刻的影响。

1.1.1
社会发展

工业革命对社会及人类生活环境产生了深远的影响。工业的发展及其对人力资源的需求促使大量人口自乡村涌向城市，从欧洲到北美洲，主要工业化城市的人口迅速增长。人们被城市更高的经济生活水平所吸引而涌入城市，但在早期往往面临的是生活艰辛和贫困。城市人口过度增长对公共健康服务业带来了巨大的压力，贫困及营养不良导致很多疾病流行，其中包括可导致骨骼系统畸形的佝偻病和结核病等。城市人口过度增长及贫困在19世纪中期甚至导致伦敦地区霍乱大流行。自此，公共健康问题

1

被提升至政治高度并促使医学诊疗手段发生了革命性的改进和发展。

1.1.2
医疗技术的发展

自 19 世纪以来,技术问题开始在医学实践活动中显得越来越重要,自 Antoni van Leeuwenhoek 于此前两个世纪发明显微镜后,学者们才得以运用显微镜发现所有活体组织均由细胞构成,这使人们对疾病的发生和发展过程的认识发生了彻底的改变。以往人们认为疾病发生是由于"不良空气"所致(瘴气理论)。Louis Pasteur 和 Paul Koch 经合作研究证实很多以往被认为是"瘴气"所致的疾病实际上是由于微生物致病(细菌理论)。细菌理论促使 Joseph Lister 推出了手术中降低感染危险性的抗菌操作理论(antiseptic system)。此抗菌理论很快被无菌操作理论所替代,此新技术推出的目的是为了为手术室提供消毒环境。麻醉和无菌技术的改进使外科医师可进行以往无法施行的手术操作。材料科学的主要进步在于其导致了目前仍在使用的手术器械及手术内植物的不断改进。

了解了外科手术学的发展过程后,下面我们将探讨骨科手术学的发展过程。

1.2
骨科手术的发展过程

骨科学(orthopaedics)一词最早在 18 世纪中期由 Nicholas Andry 提出(ortho,直的;paedic,儿童)。Andry 主要致力于研究矫正及预防儿童骨骼发育畸形,尽管现在看来其某些治疗方法并不科学,但目前其仍被公认为"骨科学之父"。

至 19 世纪中期,骨科手术已被公认并成为肌骨骼系统疾病治疗手段之一。之前,骨折的处理往往使用外固定装置而非手术干预。在当时切开手术(骨科及其他学科)的致死率很高。因此,当时仅在患者生命已面临垂危时才行手术处理,而这通常是在战场环境下(很多医师在战场环境中)完成手术操作。肢体损伤患者通常行截肢处理,否则将面临感染风险。当时认为截肢可减少出血及降低患者出现休克的风险。当时并没有无菌手术操作观念,很多患者死于术后伤口感染。

随着乙醚、氯仿麻醉技术的出现及抗菌和无菌技术的推出,骨科手术学进入了一个新的实践阶段。关节切开、截骨、关节融合和骨移植等骨科手术技术自此得以开展。

20 世纪早期,人们可通过 X 线片观察到骨折及骨骼畸形病变。这些技术的推出促使其他医学学科得以发展并对骨科学产生了影响。比如,人们发现:佝偻病可通过饮食增加摄取维生素 D 含量得以预防;抗生素的发明明显降低了软组织和骨感染的发生率;Salk 疫苗应用于临床,明显降低了小儿麻痹畸形的发生率,等等。

随着疾病预防水平的不断提高,目前骨科学的治疗已不仅仅是针对儿童骨骼畸形的矫正。目前骨科医师在临床上主要面对的是日益老龄化的人群和年轻患者。骨科医师目前仍在不断探索改进骨科疾病的治疗手段。

1.3
骨科手术入路

早期骨科手术切口主要是为了减小感染风险而行局部小切口。Jacques Delpech 是第一个提倡推广小切口手术的学者,并运用小切口行经皮肌腱离断术治疗脊髓灰质炎足部畸形。随着麻醉技术和无菌技术的推广,骨科医师在手术时渐渐趋向于使用更大的切口,甚至在以往曾有"大医生使用大切口"之说。较大的切口有利于术者对术区的显露。可以想象,对病变的良好显露有利于术中对病变的处理并取得良好的预后。

以往骨科医师也曾尝试在髋关节手术时采用各种大切口显露方式。

1.4
髋关节的手术入路

现代髋关节手术入路最早源于 18 世纪中期,Charles White 首次行髋关节外侧入路手术。直到 19 世纪末期,外侧入路一直被认为是髋关节手术的标准入路。随着麻醉技术的不断改进,有医师尝试对该入路进行了改进。Bernard von Langenbeck 是目前公认第一个在手术中使用麻醉技术的医师。Langenbeck 在奥普战争对战伤诊治进行了改进,并将为防止感染而进行的截肢处理作为肢体战伤处理的最后手段,为此他尝试采用新的、较以往外侧入路能够更好实现术后伤口引流的髋关节手术入路,该改进后的后外侧入路可减小术后坏疽和脓肿的发生率。此技术的改进对于当时没有无菌技术条件下的战伤救治具有重要的指导意义。尽管在 20 世纪早期已经推出了无菌技术,但在当时仍无法在战场上得以运用。

无菌技术在医学领域的推广促进了髋关节手术技术的发展。到 19 世纪末期,已有超过 25 种髋关节手术入路方式的报道。

Maximilianus Schede 和 Karl Hueter 在 19 世纪中期首次推出了髋关节前侧入路,Marius Smith-Petersen 在 20 世纪早期将此手术入路在临床上推广。Smith-Petersen 推出了目前众所周知的髋关节前侧(Smith-Peterson I 型入路)和前外侧(Smith-Peterson II 型入路)入路。Reginald Watson-Jones 推出了适宜于处理股骨颈骨折的髋关节前外侧改进入路。Theodor Kocher 和 Alexander Gibson 对 Langenbeck 后外侧入路进行了改进。Gibson 入路后来被 Austin Moore 改进成为髋关节下后方入路(low posterior approach)。

以上所述经典的髋关节前侧、前外侧、后外侧、后侧入路目前已为手术医师广泛采用。目前学者们又对各种入路进行了改进,进一步推出了新的微创髋关节手术入路。

1.5
微创手术

由于外科手术器械及手术材料技术的迅速发展, 微创手术(minimally invasive surgery, MIS)技术在最近 20 年以来得到很大发展,如内镜系统使手术医师能够经很小的切口行传统的手术无法完成的微创手术处理。另外,MIS 术后恢复快,可缩短术后住院时间并降低相关费用。目前,临床上已有各专业的内镜诊治手术技术。

20 世纪 90 年代推出的脊柱微创手术技术被看做是骨科手术领域的一个重大突破。最近,全髋关节置换术(total hip arthroplasty, THA)的 MIS 技术受到医师、患者及相关器械供应商的日益关注,其已成为媒体广泛讨论的话题之一。媒体报道的相关内容主要是在 MIS 技术的优点方面。因此,目前已有更多的患者要求行微创髋关节置换术而不是传统的置换手术。而很多医师也愿意为患者提供更为全面的 MIS 技术信息,同时,公众对 MIS 技术的关注也促使器械供应商不断地进行相关技术改进。

和很多新技术一样,首先,我们需对 MIS 技术与传统手术技术在危险性和优势等方面进行对比。

为明确 THA 传统技术与 MIS 技术的差别,我们首先应明确一些问题:第一,MIS 技术采用的特定的手术入路;第二,需对 MIS 技术的优缺点进行评估对比;第三,应对此技术的经济效益进行评估。

我们认为,采用 MIS 技术的目的是为了最大程度保护髋关节周围软组织及肌肉组织,术中取较传统手术更小的皮肤切口。以往文献中提及的髋关节"微小"切口定义各不同,一些学者认为,髋关节小切口应小于15cm,而另外一些学者认为应小于7cm。多数学者认为所谓小切口应至少小于10cm。

所有髋关节微创切口入路均为传统切开入路的改进,从这一点来讲,髋关节 MIS 手术技术是一种改进技术。例如,Robert Judet 提出的 MIS 前侧入路为传统 Smith-Peterson 前方入路的改进入路,Heinz Röttinger 提出的 MIS 前外侧入路为传统 Watson-Jones 前外侧入路的改进入路。

传统 THA 术式是发展最为成功的术式之一,这就决定了髋关节 MIS 术式的技术要求也很高,很多短期随访研究结果表明,髋关节 MIS 技术较传统手术技术的预后更好。

手术医师采用髋关节 MIS 技术主要获益于其更良好的预后和术后关节功能的明显改善,髋关节 MIS 手术切口小,对皮肤软组织损伤小。术后患者皮肤瘢痕小,这也常被媒体作为优点宣传并成为其器械销售商的宣传亮点。较小的术后皮肤瘢痕也是患者选择 MIS THA 的主要原因之一。

髋关节 MIS 术后患者疼痛较轻,术中出血少,患者住院时间缩短且康复时间短且恢复日常生活时间较传统手术明显缩短,由于住院时间缩短,减少了相关医疗及健康护理费用。Bertin[1]报道,与传统手术相比,运用 MIS 技术患者费用将节约 4000 美元。这就意味着在美国每年此项目医疗费用可节省 3 亿美元[1]。Straumann 等[2]对瑞士 MIS 全髋关节置换术的经济效益进行了评估,发现其明显优于传统手术。其研究模型为美国 MIS 全髋关节置换术患者及瑞士行传统置换手术患者[2]。结果表明,MIS 全髋关节置换术每年医疗费用较传统置换手术节省 4200 万 ~ 7000 万欧元。

这些 MIS 技术的优势引起了人们的关注,但有些期望仍然难以实现。一些医师担心患者将微创置换手术误认为是"小手术"而不予重视,而肥胖患者并不适宜行微创全髋关节置换术。

另外,MIS 技术也存在缺点。一些学者认为,MIS 手术时间长,存在一些围术期并发症,该技术具有一定难度,如医师手术技术不熟练可能导致内植物假体植入位置不当。

目前 MIS 与传统髋关节置换手术的随机对比临床研究较少,以此支持及反对 MIS 技术的论据也较少。因此目前仍需对其进行更多的客观对比研究,此外尚需对两种术式进行长期随访对比研究。

1.6
小结

与任何手术方式一样, MIS 术后预后主要决定于手术医师的操作技术。MIS 全髋关节置换手术应由具有一定经验且经过训练的手术医师施行。术者需具有一定的理论水平, 应具有一定的尸体操作及医师协同训练经历, 只有这样患者方能获得良好的预后结果。

1.7
本书的内容

本书将对 MIS 全髋关节置换术的主要手术入路进行详细的介绍和讨论, 包括前侧微创入路、前外侧微创入路和后侧微创入路。

（黄宁庆　唐保明 译）

参考文献

1. Bertin KC (2005) Minimally invasive outpatient total hip arthroplasty: a financial analysis. Clin Orthop Relat Res (435):154–163
2. Straumann D (2006) Cost-benefit analysis of MIS THA: model-based analysis of the consequences for Switzerland. Hip International 16:S54–S57

第2章　髋关节相关解剖

Joachim Pfeil

2.1
髋关节周围肌肉解剖

髋关节周围完全被肌肉覆盖。了解髋关节周围肌肉起止点走行即可大致明了其功能。图 2.1 和图 2.2(腹侧观)、图 2.3 和图 2.4(背侧观)以及图 2.5(外侧观)显示了正常髋关节周围肌肉的起止点、髋关节囊的起止点和干骺端关节软骨位置。股直肌反折部附着于髋关节囊头腹侧。

从手术显露角度考虑,应注意区分髋关节周围浅层与深层肌肉解剖特点,髋关节周围腹侧浅层肌肉为缝匠肌,外侧为阔筋膜张肌并向下延伸至髂胫束,向背侧连接于臀大肌,图 2.6 示断层解剖肌肉的分布情况。

2.2
髋关节周围神经解剖

不同手术入路下髋关节周围神经结构分布特点也各不相同。术中完全可以在不损伤周围神经结构的情况下显露髋关节,在外伤等特殊情况下手术处理时,应对髋关节周围神经结构予以事先显露并保护,以防止医源性损伤。

髋关节手术时应注意以下五个神经分支结构走行:股神经、大腿外侧皮神经、臀上和臀下神经及坐骨神经,后者为人体内最大的周围神经。

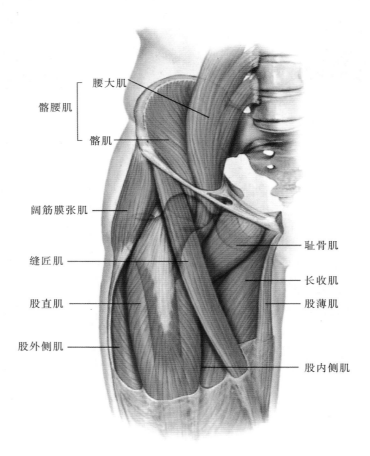

图 2.1　髋关节浅层肌肉腹侧观。

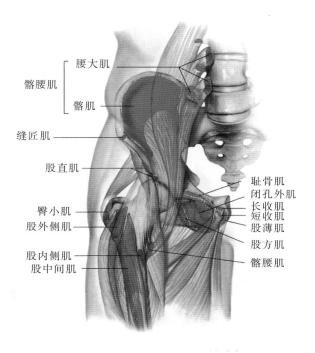

图 2.2 髋关节周围深层肌肉腹侧观。

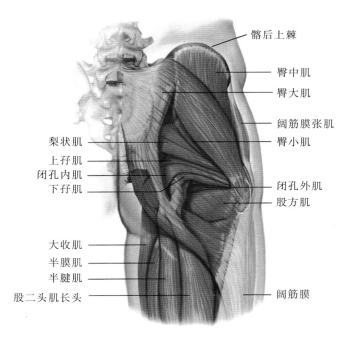

图 2.3 髋关节背侧浅层肌肉。

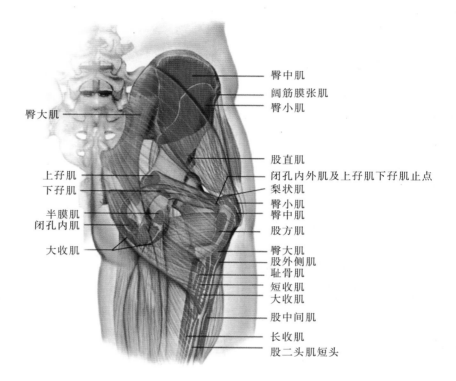

臀中肌
阔筋膜张肌
臀小肌
股直肌
闭孔内外肌及上孖肌下孖肌止点
梨状肌
臀小肌
臀中肌
股方肌
臀大肌
股外侧肌
耻骨肌
短收肌
大收肌
股中间肌
长收肌
股二头肌短头

臀大肌
上孖肌
下孖肌
半膜肌
闭孔内肌
大收肌

图 2.4 髋关节周围深层肌肉背侧观。

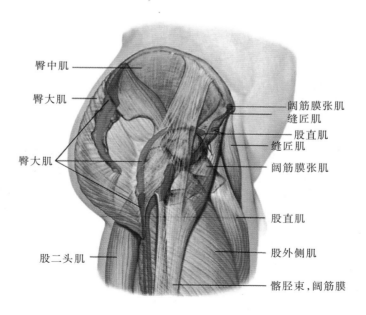

臀中肌
臀大肌
臀大肌
股二头肌

阔筋膜张肌
缝匠肌
股直肌
缝匠肌
阔筋膜张肌
股直肌
股外侧肌
髂胫束, 阔筋膜

图 2.5 髋关节周围肌肉与筋膜组织外侧观。

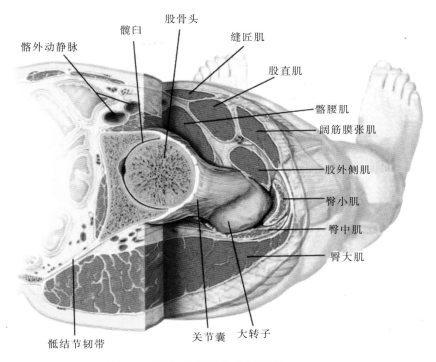

髂外动静脉　髋臼　股骨头　缝匠肌

股直肌

髂腰肌

阔筋膜张肌

股外侧肌

臀小肌

臀中肌

臀大肌

骶结节韧带　关节囊　大转子

图 2.6　髋关节周围软组织解剖。

2.3
股神经（图 2.7）

　　起源：股神经自腰骶丛发出，由 L1–L4 神经根组成。

　　走行：股神经位于股静脉和股动脉外侧，在腹股沟韧带下方沿髂肌表面下行。

　　神经支配：股神经支配腰大肌和腰小肌、髂肌、股方肌、缝匠肌和耻骨肌。

　　危险因素：股神经位于髋臼前缘腹侧，术中显露髋关节囊时由于拉钩位于髋臼前缘的压力可能导致损伤。如显露髋关节囊时错误地自腰大肌前缘分离则有可能直接损伤。术中显露股神经并予以保护可防止损伤，尤其是经髂腹股沟入路显露髋关节囊时。髋关节前方入路向远侧延长切口时可能导致股神经缝匠肌支和股四头肌支损伤。

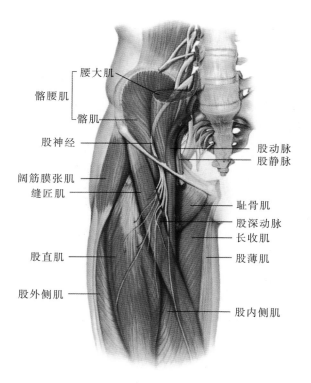

图 2.7　股神经。

2.4
股外侧皮神经（图 2.8）

　　起源：股外侧皮神经由 L2-L3 神经根组成的腰丛发出的感觉神经支。

　　走行和神经支配：大腿外侧皮神经沿髂肌走行，位于髂前上棘内侧、腹股沟韧带下方，经过腹股沟韧带后穿出缝匠肌及大腿筋膜，此后发出多个分布于大腿外侧皮肤的感觉支。

　　危险因素：取髋关节前方入路时易损伤切口范围内走行的股外侧皮神经，如髋关节周围肿胀尤其是在创伤手术时，可在腹股沟韧带后方产生卡压症状。在取前方入路切口时，距髂前上棘偏外2cm 切开皮肤可防止股外侧皮神经损伤。

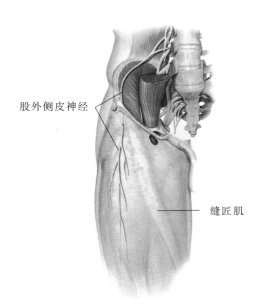

股外侧皮神经

缝匠肌

图 2.8 股外侧皮神经。

2.5
臀上神经和臀下神经(图 2.9)

起源:臀上神经自腰骶丛发出,起于 L1 至骶丛神经根。

走行:与同名动静脉伴行穿过梨状肌上孔,后者位于梨状肌上方,为坐骨大孔的一部分。

神经支配:臀上神经主要为运动神经纤维成分,发出肌支支配臀中肌、臀小肌和阔筋膜张肌的一部分。

危险因素:分离臀小肌或臀中肌时可能损伤臀上神经相应支配肌支,也可能由于术中拉钩牵拉损伤。此外,臀部药物肌内注射时也可能导致臀上神经医源性损伤。

臀下神经也起自腰骶丛,自 L5-S2 神经根发出。

走行:臀下神经与同名动静脉伴行,与坐骨神经、大腿后侧皮神经、阴部神经和阴部内动脉一同穿梨状肌下孔,后者位于梨状肌下方且为坐骨大孔的一部分。

神经支配:臀下神经主要为运动纤维成分,支配臀大肌。

危险因素:肌肉注射位置不当时可能损伤臀下神经,在经臀肌切开手术入路操作时可能损伤其周围肌肉支配支。

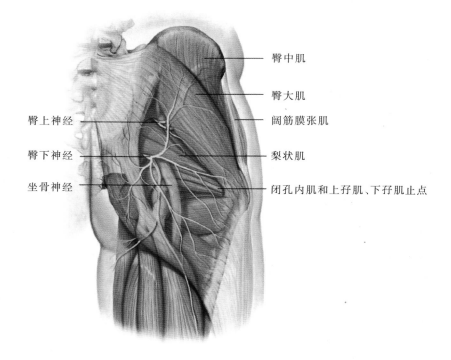

图 2.9　臀部神经。

臀中肌

臀大肌

阔筋膜张肌

梨状肌

闭孔内肌和上孖肌、下孖肌止点

臀上神经

臀下神经

坐骨神经

2.6
坐骨神经（图 2.10）

坐骨神经起于腰骶丛，发自 L4-S5 神经根，穿梨状肌下孔，梨状肌后方即为坐骨大孔。在髋关节水平，坐骨神经位于闭孔内肌和股方肌下方，在髋关节下方其分支为腓总神经和胫神经。

神经支配：坐骨神经发出肌支支配大部分大腿肌肉，包括上孖肌和下孖肌、股方肌、闭孔内肌、股二头肌、半腱肌和半膜肌。如果坐骨神经损伤可导致相应部位运动功能丧失及足部感觉异常。

危险因素：骨盆骨折、股骨干骨折或骶髂关节脱位常可伴发坐骨神经麻痹症状。医源性坐骨神经损伤也可由于臀部肌肉注射药物位置不当所致，也可能由于术中拉钩过度牵拉所致，尤其是在经髋关节后侧或后外侧手术入路操作时。

髋关节可经多种不同的手术入路显露（图 2.11）。髋关节周围的神经血管结构分布

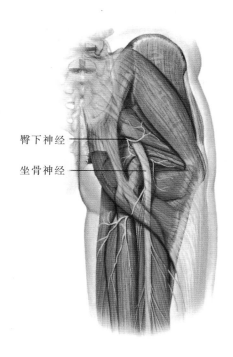

臀下神经

坐骨神经

图 2.10　坐骨神经。

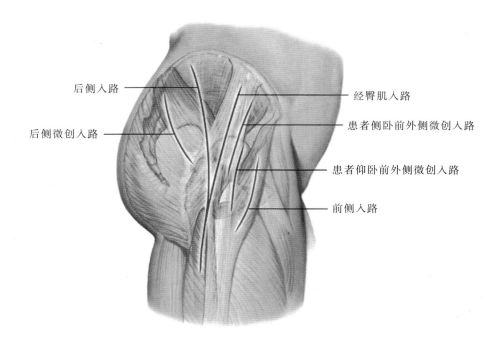

后侧入路

后侧微创入路

经臀肌入路

患者侧卧前外侧微创入路

患者仰卧前外侧微创入路

前侧入路

图 2.11　全髋关节置换手术入路。

特点对每个手术入路的选择具有重要的指导意义。医师往往根据自己的喜好及临床经验选择相应的手术入路。不同的疾病、选择不同的内植物和手术器械也是决定手术入路的因素。图 2.11 所示各种手术入路都已被应用多年。最近,小微创切口引起了学者们的兴趣,这些入路都是对以往手术入路的改进,很多入路以最先提出的学者名字命名。临床上,由于多种原因对这些入路的优缺点往往难以进行比较。例如,目前尚无不同手术技术的统一相关术语,因此在临床上往往无法对这些技术进行确切的描述。如很多医师和学者描述的经臀肌显露技术、外侧或前外侧显露技术其实是同一种髋关节手术显露技术。目前已出版的学术著作中对这些技术的说明往往较少或没有说明。另外,骨科文献中对髋关节相关解剖的描述也不统一。各种不同的手术入路其皮肤切开、髋关节周围浅层及深层肌肉分离及关节囊显露技术都不尽相同。

笔者认为,髋关节手术入路解剖学分类有助于进一步了解前述各种手术入路技术。表 2-1 对髋关节手术入路予以分类,并将其解剖命名作者予以罗列。具体内容见参考文献。

表 2-1 各种手术入路及解剖特点

入路解剖定位	解剖特点	作者	微创入路作者
后侧入路	臀大肌分离显露	Moore , Osborne Kocher Langenbeck "南方入路"	Wenz , Sculco , Roth , Nakamura
后外侧入路	臀大肌与阔筋膜张肌之间分离	Henry, Marcy 和 Fletcher	Goldstein
经臀肌入路	分离臀中肌	Bauer, Hardinge, Learmonth	Berger, Higuchi
经转子间入路	转子间截骨	Ollier,Vidal, Digastrique, Courpied	Ganz
前外侧入路	臀中肌与阔筋膜张肌之间分离	Watson Jones, McKee, Farrar	Röttinger, Jerosch, Pfeil
前侧入路	阔筋膜张肌和缝匠肌之间分离	Smith-Peterson, Hüter, Judet	Lesur, Keggi, Matta, Rachbauer
内侧入路	内侧切开并分离大收肌	Ludloff, Thomas 和 Benecke	
双切口入路	双切口		Irving, Berger, Wetzel

（黄宁庆 唐保明 译）

参考文献

1. Bauer R, Kerschbaumer F, Poisel S, Oberthaler W (1979) The transgluteal approach to the hip joint. Arch Orthop Traum Surg 95:47–49

2. Berger RA (2004) Mini-incision total hip replacement using an anterolateral approach: technique and results. Orthop Clin North Am 35(2):143–151

3. Ganz R, Gill TJ, Gautier E, Ganz K, Krugel N, Berlemann U (2001) Surgical dislocation of the adult hip. A technique with full access to the femoral head and acetabulum without the risk of avascular necrosis. J Bone Joint Surg Br 83(8):1119–1124

4. Goldstein WM, Branson JJ (2004) Posterior-lateral approach to minimal incision total hip arthroplasty. Orthop Clin North Am 35(2):131–136

5. Hardinge K (1982) The direct lateral approach to the hip. J Bone Joint Surg 64B:17–19

6. Higuchi F, Gotoh M, Yamaguchi N, Suzuki R, Kunou Y, Ooishi K, Nagata K (2003) Minimally invasive uncemented total hip arthroplasty through an anterolateral approach with a shorter skin incision. J Orthop Sci 8(6):812–817

7. Hueter C (1885) Die Verletzungen und Krankheiten des Huftgelenkes, der Hüftgegend und der oberen Hälfte des Oberschenkels. In: Grundriss der Chirurgie, Edited. F. C. W. Vogel, Leipzig, pp 125–195

8. Hunter SC (1986) Southern hip exposure. Orthopedics 9(10):1425–1428

9. Irving JF (2004) Direct two-incision total hip replacement without fluoroscopy. Orthop Clin North Am 35(2):173–181

10. Judet J, Judet H (1985) Anterior approach in total hip arthroplasty. Presse Med 14(18):1031–1033

11. Judet J, Judet R (1950) The use of an artificial femoral head for arthroplasty of the hip joint. J Bone Joint Surg Br 32B:166–173

12. Keggi KJ, Huo MH, Zatorski LE (1993) Anterior approach to total hip replacement: surgical technique and clinical results of our first one thousand cases using non-cemented prostheses. Yale J Biol Med 66(3):243–256

13. Kennon RE, Keggi JM, Wetmore RS, Zatorski LE, Huo MH, Keggi KJ (2003) Total hip arthroplasty through a minimally invasive anterior surgical approach. J Bone Joint Surg Am 85-A(Suppl 4):39–48

14. Kocher T (1902) Resectio coxae. In: Chirurgische Operationslehre, Edited. Jena, Gustav Fischer, pp 523–530

15. Kocher T (1903) Textbook of operative surgery. Edited, Adam and Charles Black, London

16. Kubes J, Landor I, Podskubka A, Majern'cek M (2009) [Total Hip Replacement from a MIS-AL Approach (Comparison with a Standard Anterolateral Approach).]. Acta Chir Orthop Traumatol Cech. Aug;76(4):288–294 Czech

17. Langenbeck Bv (1874) Uber die Schussverletzungen des Huftgelenks. Archiv für Klinische Chirurgie 16:263–338

18. Learmonth ID, Allen FE (1996) The omega lateral approach to the hip. J Bone Joint Surg (Br) 78(4):559–561

19. Matta JM, Shahrdar C, Ferguson T (2005) Single-incision anterior approach for total hip arthroplasty on an orthopaedic table. Clin Orthop Relat Res 441:115–124

20. Matta JM, Wilson JC (2003) The anterior approach for total hip replacement: Background and operative technique. Edited, Los Angeles

21. Mayr E, Nogler M, Benedetti MG, Kessler O, Reinthaler A, Krismer M, Leardini A (2009) A prospective randomized assessment of earlier functional recovery in THA patients treated by minimally invasive direct anterior approach: A gait analysis study. Clin Biomech (Bristol, Avon). Aug 20. [Epub ahead of print]

22. Mercati E, Guary A, Myquel C, Bourgeon A (1972) A posterior-external approach to the hip joint: value of the formation of a digastric muscle. J Chir (Paris) 10:499–504

23. Nakamura S, Matsuda K, Arai N, Wakimoto N, Matsushita T (2004) Mini-incision posterior approach for total hip arthroplasty. Int Orthop 28(4):214–217

24. Ogonda L, Wilson R, Archbold P, Lawlor M, Humphreys P, O'Brien S, Beverland D (2005) A minimal-incision technique in total hip arthroplasty does not improve early postoperative outcomes. A prospective, randomized, controlled trial. J Bone Joint Surg Am 87(4):701–710
25. Ollier P (1885) Traite des resections et des operations conservatrices. Edited, Paris
26. Rachbauer F (2006) Minimal-invasive Hüftendoprothetik Orthopäde 35:723–730
27. Röttinger H (2006) Minimal invasiver anterolateraler Zugang in der Hüftendoprothetik. Orthopäde 35:708–715
28. Sculco TP, Jordan LC, Walter WL (2004) Minimally invasive total hip arthroplasty: the Hospital for Special Surgery experience. Orthop Clin North Am 35(2):137–142
29. Smith-Petersen MN (1949) Approach to and exposure of the hip joint for mold arthroplasty. J Bone Joint Surg 31 A:40–46
30. Smith-Petersen MN (1917) A new supra-articular subperiosteal approach to the hip joint. Am J Orthop Surg 15:592–595
31. Vail TP, Mariani EM, Bourne MH, Berger RA, Meneghini RM (2009) Approaches in primary total hip arthroplasty. J Bone Joint Surg Am. Aug;91 Suppl 5:10–12
32. Watson-Jones R (1936) Fractures of the neck of the femur. Br J Surg 23:787–808
33. Wenz JF, Gurkan I, Jibodh SR (2002) Mini-incision total hip arthroplasty: a comparative assessment of perioperative outcomes. Orthopedics 25(10):1031–1043
34. Wetzel R, Dorsch M (2006) Der minimal invasive Zugang zur Implantation der Hüftendoprothese. Orthopäde 35:738–743

第3章   并发症

Joachim Pfeil

3.1
并发症

3.1.1
术中并发症

全髋关节置换术存在很多术中并发症,术中股骨颈截骨之前行髋关节脱位操作时可能并发股骨干骨折。股骨髓腔内扩髓时可能由于带固定手柄的扩髓器与转子间棘撞击导致髓腔磨锉过大。

使用直形手柄扩髓器或磨锉范围过大可能导致大转子骨折。继发于非炎性假体松动的骨溶解也可能导致股骨强度明显降低,从而导致翻修手术股骨扩髓时并发骨折,如发生由上述原因导致的股骨骨折可运用钢丝捆绑技术予以固定处理。

电钻磨锉髋臼成形时可能由于操作不当导致磨锉范围过大,在髋臼磨锉成形过程中应及时探查是否达到成形要求。

术中使用直柄器械植入假体时可能导致髋臼杯假体植入位置不当(太垂直或太靠前)。

有报道全髋关节置换术动脉损伤总的发生率为0.1%~0.2%。动脉损伤主要是由于髋臼固定螺钉刺伤或手术切口周围放置拉钩不当所致[1]。

神经损伤总的发生率为1%~3%,可能导致坐骨神经和(或)股神经麻痹,多数神经损伤为一过性且不需给予处理,女性行全髋关节置换术时发生神经损伤的危险性明显大于男性[1]。

3.1.2
术后并发症

全髋关节置换术后存在多种并发症。

骨科相关并发症包括受累髋关节囊周围区域异位骨化,约 50%患者术后出现关节囊周围骨化,其中 1/3 存在明显的临床症状(最终导致手术失败)[1]。此外,假体植入后可产生应力遮挡作用,最终导致假体周围骨质应力承受能力发生改变。

非炎性假体松动可能由于局部骨溶解所致,后者通常与植入假体材料特性及假体的骨性融合失败有关。假体松动可最终导致其发生移位。

如术中未预防性使用抗生素可能导致切口表层感染或深部关节感染,切口表层感染后使用抗生素治疗可能有效,但严重的关节内感染可能需移除假体。

如患者在康复早期阶段过早开始下肢用力及剧烈活动可导致肌肉撕裂或髋关节脱位。臀肌可能自股骨粗隆止点撕脱,此外,臀肌撕裂有时可能导致股骨粗隆骨折。

术后全身并发症包括深静脉血栓形成和血栓栓塞。

术后未行防栓治疗的患者,深静脉血栓的发生率为 40%~60%[1]。防栓治疗包括:华法林、小剂量肝素、低分子肝素、肠溶阿司匹林和右旋糖酐的应用,也可运用新推出的口服防栓药物[达比加群酯(dabigatranetexilate)和利伐沙班(rivaroxaban)]也可运用。这些治疗方法与传统药物治疗方法的原则相同且易于施行。动静脉泵辅助治疗系统与药物防栓治疗一样具有防栓效果[3]。临床上建议二者结合使用。术中及术后穿弹力袜也被证实可有效减小术后深静脉血栓的危险性。

术中使用聚甲基丙烯酸甲酯骨水泥也是导致肺栓塞的危险因素[2]。

(黄宁庆   张国秋 译)

参考文献

1. Wheeless' Textbook of Orthopaedics (2006) In: Data Trace Internet Publishing Company
2. Fabbri G, Perin S, Coli A, Lari S (1996) Pulmonary embolism associated with use of bone cement during hip arthroplasty. Chir Organi Mov 81:347–349
3. Warwick D, Glew D, Donovan J (1988) Comparison of the use of a foot pump with the use of low-molecular-weight heparin for the prevention of deep-vein thrombosis after total hip replacement J Bone and Joint Surg. Vol 80-A no 8 pp 1158–1166

患者选择、适应证和禁忌证

4.1
患者选择

通常患者前来就诊的原因主要是为了缓解髋关节疼痛症状。

通常髋关节手术患者的筛选不仅仅包括骨科相关病变正确的诊断,尚需对患者全身健康情况进行评估。

4.1.1
术前检查

本章我们首先假定患者就诊时全身情况良好。

尽管近年来影像学技术已有了很大的发展,X线拍片检查仍是患者诊断及术前手术计划制定(如假体植入部位的准确测量及假体型号的确定)的基本检查手段。

骨盆平片检查,X线球管正对耻骨联合,拍片可见股骨上段,拍片时患者足保持轻度内旋可良好观察到股骨上段的形态。术前可使用模版在全尺寸(无对比增强)骨盆平片(356mm × 432mm)上标记假体位置。Lesur 和 Müller 经探讨后一致认为,假体植入是否成功很大程度上决定于医师是否能良好地阅片(图 4.1)。

术前应据不同位置 X 线平片对股骨长度、肌力平衡情况及髋关节屈曲度进行评估。

4.1.2
适应证

疼痛是患者就诊的主要原因。全髋关节置换术的潜在骨科适应证包括髋关节退行

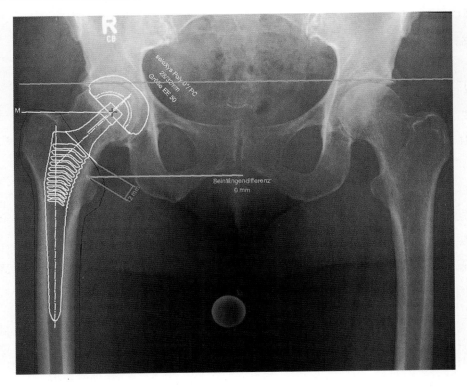

图 4.1　术前在 X 线平片上对髋关节行数字化评估,以决定假体类型及大小并确定植入部位。这有利于维持患肢长度及股骨偏心距。

性病变(如关节炎或骨性关节炎)、髋关节感染性疾病(如类风湿关节炎、结核性关节炎)、股骨头缺血坏死和骨肿瘤等。植入假体松动需行翻修术,这也是手术适应证之一。老年患者骨质疏松症和股骨颈骨折也是全髋关节置换术的手术适应证。

少见的全髋关节置换术的手术适应证包括髋关节骨软骨炎、骨软化症(成人佝偻病)、骨髓炎和 Paget 病。

4.1.3
禁忌证

全髋关节置换术最重要的关节相关疾病禁忌证是遗传性或进行性关节畸形病变。

先天性髋关节脱位患者在年轻时即可能出现髋关节炎进行性改变,需行股骨上段重建手术处理以矫正畸形。此重建过程包括近侧股骨截骨术等。此类术式具有其特异性且不在本书讨论范围[1]。

腰椎侧弯(如腰椎融合)患者下肢运动是通过骶尾部区域而非是骨盆连接区域,其为全髋关节置换术的禁忌证。

之前行下腰部手术也可以是 THA 的禁忌证。

以往曾行膝关节手术,如存在膝内翻或膝外翻改变或其他改变股骨正常力线角度的异常改变需在行 THA 手术之前矫正畸形。

THA 相对禁忌证包括神经营养性关节病、髋外展肌功能缺陷及进行性神经系统疾病(如阿尔茨海默病和帕金森病)。

很多非关节疾病严重者也是 THA 的禁忌证:既往有心血管系统疾病史(如血栓形成)或肺部疾病,代谢性疾病史(如未治疗或血糖控制不良的糖尿病),肝肾衰竭,系统性感染性疾病活动期,龋齿,生殖器感染和麻醉耐受(局麻或全麻)。

前述病变情况需在术前予以详细评估,术前其他疾病的抗感染治疗(如阿司匹林)和血液稀释治疗可根据具体情况予以调整或停止治疗。

患者既往史中需记录其成瘾类物质依赖情况,如尼古丁可对髋关节周围血管产生收缩作用,对假体骨融合及伤口愈合具有不良影响[2]。过度的酒精依赖对伤口愈合也具有不良影响[3]。

过度肥胖也是 THA 手术禁忌证。过度肥胖患者其皮下脂肪过厚,在微创手术时不利于关节显露。此外,患者过度肥胖致使术后并发髋关节脱位的危险性增高。

(黄宁庆 曹志强 译)

参考文献

1. Carlsson A, Bjorkman A, Ringsberg K, von Schewelov T (2003) Untreated congenital and posttraumatic high dislocation of the hip treated by replacement in adult age: 22 hips in 16 patients followed for 1–8 years. Acta Orthop Scand 74:389–396
2. Silverstein P (1992) Smoking and wound healing. Am J Med 93:22S–24S
3. Rantala A, Lehtonen OP, Niinikoski J (1997) Alcohol abuse: a risk factor for surgical wound infections? Am J Infect Control 25:381–386

前侧入路

5.1
引言

　　微创前侧入路[1]THA 技术起源于最早由 Robert Judet 于 1947 年[1-3]提出的截骨 – 重建手术技术。Judet 于二战后在法国推出此项手术技术，当时骨科医师在临床上面对的股骨颈骨折患者不断增多。此技术基于以往骨盆手术的经验对以往髋关节置换术采用的较大的前侧入路进行了改进[4]。

　　前侧入路具有一定的优点[1,5]，此入路经神经界面显露髋关节较为容易，术中不需切开髋关节周围肌肉。Judet 运用 Hueter 前侧切开入路显露髋关节，患者术后功能恢复快且疼痛症状较轻[1]。我们建议行前侧入路时患者置于 Judet 设计的骨折专用手术床以利于操作[1,5]。

　　Lesur 及其同事自 1993 年[6]以来开始采用微创前侧入路，其临床研究成果将在本章详细论述。Lesur[6]入路是以 Judet[1]入路和经 Letorunel[7]改进后的前侧入路为基础的改进手术入路，Lesur 通过对该入路进行不断的简化改进降低了相关术后并发症。

　　随着现代假体设计、材料及专用手术器械的不断改进，Lesur（Letournel 的学生）最终实现了对最初由 Heuter 提出的前侧切开入路技术的改进。

　　Lesur[6]在术中运用髋关节周围的特定解剖结构作为手术入路的参照。微创前侧髋关节入路技术对于熟悉解剖技术及微创手术技术熟悉的医师来说并非难事。

　　经 Lesur 髋关节前侧入路[6]行全髋关节置换的患者，术后当天即可行走，住院时间明显缩短，术后疼痛症状轻，这些都有利于患者术后快速康复，并恢复至日常生活的活动水平。

5.2
患者选择

5.2.1
术前检查

术前应对患者行常规全面检查，需行全尺寸（非对比增强）骨盆平片检查（356mm×432mm），X线投射中心位于耻骨联合，拍片可良好显露髋臼及股骨近端。术前X线拍片有利于术前制定准确的手术计划（放大率为1∶1.5）。

5.2.2
适应证

微创髋关节前侧入路适于各个年龄段人群，此手术入路曾成功应用于26岁年轻患者。

通常成人50岁以后关节将变得更为松弛。而此年龄段患者如日常活动水平较高则在病变情况下可能需行全髋关节置换术。微创前侧髋关节入路手术后不存在髋关节后侧脱位及臀肌肌力减弱的危险性，因此，术后患者生活质量较高。坐位或开车时不会出现髋关节后侧不稳症状。

很多中年股骨颈骨折患者，其髋臼形态完整，此类患者适合经微创前侧入路行手术处理。

体重指数较低患者经微创前侧入路行全髋关节置换操作较为容易，但体重指数高也并非是此技术的禁忌证。

长期以来学者们一致认为此入路技术无明显禁忌证，并可经此入路行翻修手术。需注意，经前侧微创入路翻修处理后可经其他手术入路植入假体，可经前侧微创手术入路一次行双侧全髋关节置换术，不宜经前侧入路行骨水泥型假体翻修处理。

5.2.3
禁忌证

前侧微创入路全髋关节置换手术禁忌证与传统的全髋关节置换术禁忌证相同，其中最重要的是先天性髋关节脱位，此外还包括需同时行股骨截骨处理的病变、骨水泥型假体翻修及既往行同侧结肠造瘘患者。

5.3
优点

术中患者处于仰卧位,经较小的皮肤切口(8~10cm)较易显露髋关节囊,与其他体位相比,患者仰卧时髋关节位置相对表浅而此切口皮下脂肪层也相对较薄。

与传统手术入路相比,微创前侧入路无需自附着点分离髋关节周围肌肉,可保护盆部和股骨上段附着肌肉及髋部肌肉。

前侧微创手术入路不会累及坐骨神经和股神经,但可能会累及股外侧皮神经感觉分支。术中拉钩并非置于盆腔内,因此不会出现血管压迫损伤从而避免了局部血栓形成。

此外,经微创前侧入路操作利于术中调节髋臼假体位置及下肢长度,并易于植入水泥型或非水泥型股骨柄假体,可在一次手术中同时完成双侧髋关节置换,术后患者无需为防止术后髋关节后脱位而采取的特殊处理。

微创手术后患者疼痛症状减轻,与常规较大的切口相比出血少。此入路下植入非水泥型股骨柄假体时往往较水泥型股骨柄假体植入出血多,如患者合并髋关节感染性疾病则术中出血较多。患者术后并发感染少见且通常为浅表部位感染,Lesur 在其临床实践中并未发现经前侧入路术后合并深部感染患者,这可能是因为与其他入路相比切口距离会阴区较远,会阴区的良好保护可明显降低术后感染的发生率。

患者住院时间较常规髋关节置换手术住院时间缩短 2~6 天,患者在置换术后数小时内即可下地活动,一些患者甚至可以术后当天出院。住院时间缩短可减低患者健康护理等医疗费用。患者术后恢复时间长短与其年龄、术前健康情况等多种因素相关。通常,行微创髋关节前侧入路手术患者术后康复较短(2~8 周),患者可很快恢复日常生活活动。此外,微创术后切口瘢痕与传统手术相比明显减小。

5.4
缺点

微创髋关节前侧入路有一个"相对较小的"技术缺陷。术中可能出现前述股外侧皮神经感觉分支损伤,导致患者出现局部麻木症状,常可在术后约 6 个月后症状缓解。

微创前侧髋关节入路向近侧延伸可显露髋臼,但远侧仅能够显露达股骨颈。

5.5
患者体位与手术区域

5.5.1
患者体位

患者仰卧位置于骨科专用手术床上,双臂外展但需保持至少一侧上臂可向各个方向自由活动。术中骨盆应保持于水平位并防止术中出现移位,可使用阴部垫防止骨盆向下方移动,建议阴部垫高度不超过 8cm,以防止术中肌肉牵拉受限。患者双足可套特制鞋具以利于术中给予适度的牵拉。

术中受累侧下肢需能够给予外旋及下垂,以确保术中显露髋关节及股骨头,因此术中使用骨科专用手术床是必需的。

术中消毒铺单范围需包括自髂棘至髌骨水平,需对患者阴部区域予以保护,患者患侧上臂置于头侧。

腰麻或硬膜外麻醉效果可持续 4~6 个小时,如果患者术中出现焦虑症状需给予镇静处理,也可考虑给予全麻。

术中及术后患者需穿弹力袜以防止手术后深静脉血栓形成。

行微创全髋关节置换术时,术者仅需两个助手,一位助手协助手术,另一位助手协助调整患肢位置。

5.5.2
手术器械

微创髋关节前侧手术入路有为其专门设计的手术器械。术中常需使用长柄和长刃的手术器械,如较长的手术刀、电刀、电凝、11cm 长电锯片和三种拉钩(4cm 宽、5~7cm 长的自动拉钩,即 Cobra 拉钩、7 号 Hohmann 拉钩和标准 1 号拉钩)。通常不建议使用 Charnley 拉钩,因坚硬的拉钩可能穿入阔筋膜张肌和髂腰肌肌腹而导致股神经损伤。

可使用取头器(螺纹型)和专用两点牵开器取出自股骨颈截骨处截下的股骨头(如第 6 章的 6.2 节所述)。

术中使用 Chana 铰刀可完成髋臼制备并需确保正确植入臼杯假体,髋臼制备完成后使用专用的长柄弧形臼杯加压器械最终打入臼杯假体。此加压过程有利于内植物敲击进入髋臼时应力的良好传导并防止切口周围软组织阻挡干扰。

股骨髓腔磨锉及开髓时可使用解剖型扩髓器,扩髓时需注意股骨截骨后的局部解剖特点。左侧及右侧股骨髓腔内弧形扩髓也需专用的扩髓器,正确使用扩髓器可防止股骨皮质穿透。

术中也可使用特殊的直形扩髓器,此扩髓器固定装置在扩髓器撞击到软组织后可移除以进行下一步股骨端制备。

术中透视可进一步明确股骨颈截骨部位,以确定股骨柄假体植入髓腔后不会产生内翻且可调节臼杯的深度及倾斜度。对技术不熟练的医师建议术中运用 C 臂机透视定位,以确认扩髓及股骨柄植入通道是否正确,股骨柄植入后可再次透视定位。

不同品牌假体植入需要不同的辅助器械,这些辅助手术器械往往由该品牌生产厂家提供。

5.5.3
髋关节假体的选择

髋关节假体的选择主要由患者手术适应证及医师对某种假体操作的熟练程度决定,任何质量良好的水泥型或非水泥型髋关节假体均可经微创前侧入路植入。但假体柄不应过长且其肩部不宜过宽,以避免植入后髋内翻及股骨大转子骨折。股骨头假体大小应适中,以传导施加于髋关节的应力和尽可能减轻头与臼杯内衬的磨损。

目前临床上有多种水泥型和非水泥型臼杯假体,多数学者建议使用压配式陶瓷内衬臼杯假体。

5.6
手术技术

5.6.1
切口与手术入路

患者处于仰卧位时,触及髂棘后进一步定位髂前上棘。自髂棘至股骨外髁中心连线标记皮肤切口。皮肤切口起自髂前上棘外侧约一指宽与标记线平行向下延长约

8~10cm（图 5.1），即使是肥胖或肌肉丰富患者也很少需要延长皮肤切口。

　　分离皮下脂肪层后电凝止血，电凝止血时应首先处理切口近端两个小动脉，术中需仔细彻底止血（图 5.2）。

　　术中触及髂棘并再次定位后，在切口中 1/3 部位切开阔筋膜张肌腱膜，术中可见阔筋膜张肌斜行走行纤维。术中使用组织钳分开阔筋膜张肌内侧缘，轻柔钝性分离（最好使用食指分离）其与缝匠肌之间的筋膜组织。拉钩置于切口并将缝匠肌和股神经皮支牵向内侧（图 5.3），需注意勿损伤股神经皮支。

　　使用组织钳提起阔筋膜张肌浅层腱膜并沿其走行切开至髂棘止点，切开后使用组织钳提起浅层腱膜内缘自浅层筋膜前下方钝性分离。用 4cm 长拉钩将阔筋膜张肌牵向外侧以显露其下方股直肌，股直肌可依据其远侧走行肌纤维予以辨认，术中切开其浅层腱膜并将肌腹牵向内侧即可显露切口远侧间隙中环形分布的血管束。股直肌深层腱膜可锐性分离，Lambotte 拉钩牵开血管束周围软组织并显露血管后使用止血钳予以结扎止血（图 5.4）。结扎缝线需予以保护，因其为切口远端的参照标记，但这些血管结构

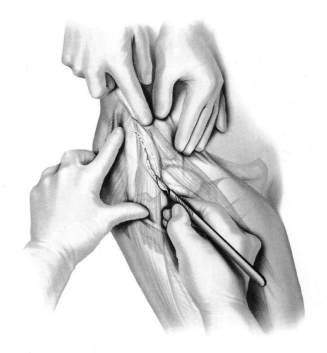

图 5.1　前侧入路皮肤切开应位于髂前上棘与腓骨小头连线外侧。

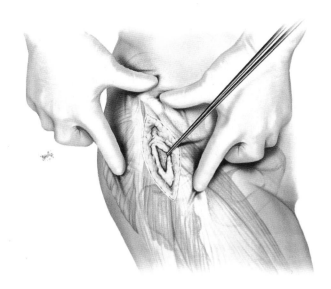

图 5.2　分离阔筋膜张肌。

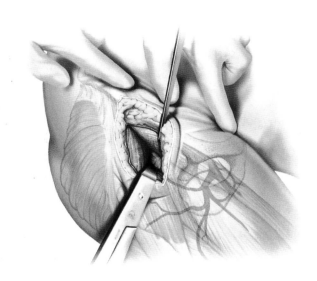

图 5.3　钝性分离肌间隙并置入拉钩，需注意勿损伤股神经皮支。

可能在数量、大小以及部位方面存在个体差异。

　　沿股直肌纤维走行向切口近端分离显露股直肌腱反折部并使用电凝分离（图5.5），将此部位肌腱切开可利于该部位结构显露而不需使用坚强的拉钩置于切口，这就减小了股神经和髂腰肌损伤的危险性。阔筋膜张肌和髂腰肌较股直肌薄弱，因此，术中使用两个宽壁自动拉钩即可将阔筋膜张肌牵向切口外侧而将髂腰肌牵向内侧。

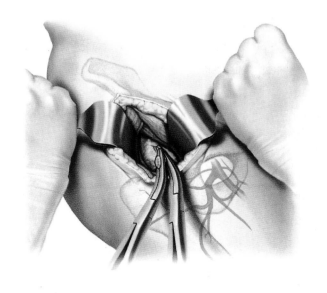

图 5.4 图示术中显露切口远侧环形走行血管束并使用血管钳双重结扎止血。

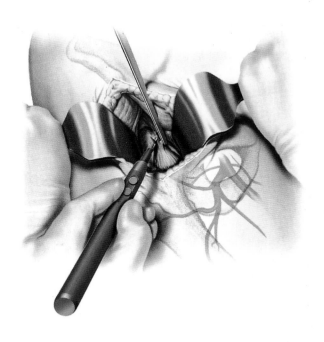

图 5.5 图示电刀切开股直肌腱反折部。

小心分离术区筋膜下脂肪组织后可显露其下的髂腰肌，髂腰肌位于髋关节囊前方，其覆盖髋关节囊范围存在个体差异，术中可切开髂腰肌腱膜显露关节囊并将

Lambotte 拉钩置于股骨颈下方。

术中两个 Hohmann 拉钩放置顺序如下：第一个 Cobra 拉钩位于关节囊下内侧，第二个拉钩位于关节缘正上方。自动拉钩位于前二者之间，拉钩将股直肌和髂腰肌牵向内侧，阔筋膜张肌牵向外侧。

5.6.2
股骨颈的处理

为显露股骨颈需切开髋关节囊前方（切除髋关节囊约 40%）。自髋关节盂唇前方软骨韧带连接部位开始至尽可能靠近髋臼骨性前缘 L 形切开髋关节囊，可显露股骨颈前缘和股骨颈与大转子的连接部位。显露股骨颈下缘后切除其前方两个脂肪垫以显露转子间线前方、股外侧肌下方关节囊。关节囊前方切除应尽量靠近股外侧肌，该部位使用电刀切除时如果可引起肌肉收缩，说明此时股骨颈已显露足够并可进行下一步股骨颈截骨处理（图 5.6）。

术中需切除前方髋关节囊是基于以下三个原因：首先，移除髋关节囊前侧部分后易于手术操作；其次，髋关节囊前方结构血供不确定，切开后再次缝合，不愈合的可能性大，如出现不愈合后局部坏死则可能并发感染；最后，如术后发生髋关节前方脱位，

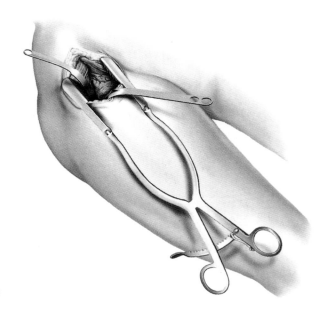

图 5.6　行股骨颈截骨术前需予以彻底显露。

前方关节囊可能卡于股骨头与髋臼之间,此时需切开复位。

术中需按术前计划沿转子间线、股骨颈与转子环状连接部位及股外侧肌止点之间完成股骨颈截骨。可使用长摆锯(长 11cm,宽 2.5cm,锯齿偏移度 1mm,锯片固定螺丝位于内侧)一次性完成截骨。由于下肢压力及存在截骨部位塌陷可能,截骨时应小心操作,尽可能一次性完成操作(图 5.7)。

必要时需调整摆锯位置以防止其与拉钩撞击(图 5.7)。有时需要使用骨刀最终离断股骨颈于大转子连接部位。

需注意在截骨时过度牵引患肢可能导致截骨方向错误,过度外旋患肢可能导致股骨颈后侧皮质截除过多。

股骨颈截骨可防止股骨干发生骨折和阔筋膜张肌损伤,并可对股骨颈长度进行精确测量。需注意假体股骨颈长度大于理想长度可能导致髋臼及股骨髓腔制备困难,但可防止将假体柄置于内翻位置。

截骨完成后置入取头器自头侧向远侧牵拉可顺利自髋臼内取出股骨头。取出股骨头后必要时可使用 Lambotte 刮勺置于半月形髋臼软骨面内清理残留结构。仅在很少情况下可将股骨头切成几个小部分后移除。移除股骨头后测量其附带股骨颈长度,以明确邻近小转子区域截骨是否合适。

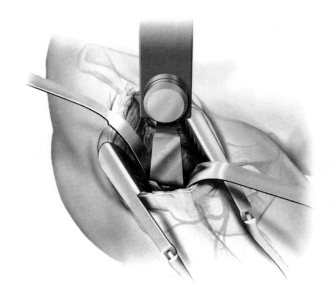

图 5.7　使用摆锯于拉钩间一次完成截骨。

需将圆韧带(股骨头韧带)股骨头连接部及其髋臼横韧带前方止点一并切除。切除后者时应注意勿损伤邻近血管及闭孔神经。

5.6.3
髋臼制备

显露髋臼后将自动拉钩置于腰大肌下方并将其牵向上方，以利于髋臼磨锉显露，食指触摸确定髋臼前壁，如发现存在髋关节发育不良应给予髋臼扩大处理，通常处理髋臼时不清除局部骨赘，以防止术后出现异位骨化。

使用 Chana 铰刀仔细处理髋臼中部及内侧后(图 5.8)使用电动磨锉修整髋臼，修整过程中不断使用刮勺清理并确定是否修整到位，修整完成后将髋臼试模置入成形髋臼。建议最后使用手动磨锉修整髋臼，以免髋臼壁过度磨锉。髋臼磨锉过度(尤其是髋臼前壁)可能是由于 Chana 铰刀与切口之间的杠杆效应所致。我们建议磨锉的程度应达髋臼最深部位骨皮质，至可观察到髋臼半月形软骨面下方出血为止。

在髋臼成形处理过程中正确使用 Chana 铰刀和拉钩可保护切口周围软组织（图 5.9）。肥胖患者行髋关节置换时对 Chana 铰刀的正确使用对于软组织保护是十分重要的。

髋臼磨锉完成后使用带弧度的臼杯植入器械将臼杯植入，需注意植入臼杯时防止过度前倾或过度垂直，使用专用带弧度打入器和 1kg 锤将臼杯固定于最终位置。打入

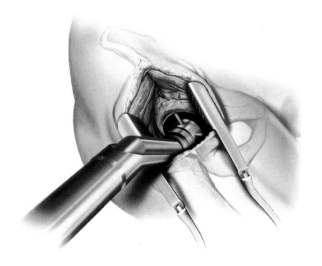

图 5.8　成角手柄髋臼磨锉处理髋臼。

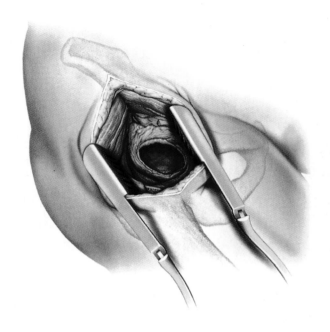

图 5.9 髋臼磨锉成形完成后所见。

器为一长棒结构,可将自锤的施加应力良好地传导至臼杯,从而保证臼杯牢固地固定于髋臼,如果臼杯固定牢固则不必使用螺钉固定。Lesur 曾对一位患者使用附加的臼杯固定螺钉固定。

传统手术入路使用的臼杯植入器械并不适用于皮肤切口较小的微创手术入路。术者应位于患者头侧(术区视野有限但可通过感觉指导操作)用食指包裹无菌纱布植入陶瓷内衬。内衬植入方法与其他微创全髋关节置换术式相同。

5.6.4
股骨制备

股骨处理时患者需重新调整体位,将患肢置于极度外旋位(足外旋 120°,膝关节外旋 90°)(图 5.10)。此时患肢不予以牵引并将患肢朝下以使髋关节处于过伸位。患侧足部相应牵拉可防止术中股神经牵拉,为使患肢达到极度外旋,首先需使用电凝松解股骨颈前内侧缘至小转子之间的关节囊,松解时需使用组织钳与电凝操作以防止股外侧肌损伤(图 5.11)。上述处理完成后可使用 Lambotte 拉钩牵拉以完成松解。有时需显露大转子窝部位方可彻底完成松解。

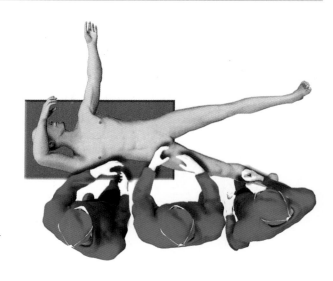

图 5.10 患肢髋关节过伸位显露股骨端,将小腿移向下方。

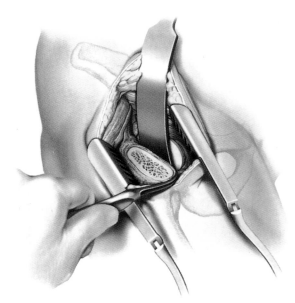

图 5.11 术中使用 Lambotte 拉钩松解关节囊。

术中显露股骨颈截骨部位并予以进一步修整后植入股骨柄假体,可使用 Cobra 拉钩将股骨牵向外侧,食指触及小转子后确定假体植入位置,自动拉钩位置保持不变。

股骨髓腔制备可使用解剖型髓腔锉,髓腔制备时可不使用骨锤直接敲击,有左右两种股骨解剖型髓腔锉。解剖型髓腔锉可防止股骨髓腔制备时置入方向错误及股骨皮质穿透。术中可将吸引管插入股骨髓腔,如出现异常声响则说明可能存在股骨皮质损伤。

术中可使用通用的髓腔锉把持器，并使用更大一号髓腔锉置入股骨髓腔内扩髓，使其达到足够深度。通用髓腔锉把持器可保持髓腔锉插入后作用力方向正确（与髓腔锉长轴保持 15°～20°）并可防止股骨干骨折（图 5.12）。如出现软组织撞击则可移除通用髓腔锉手柄使用磨锉或假体柄加压器替代。

目前最小的解剖型扩髓器可在髋关节外翻位下良好扩髓，这有利于进一步使用更大更为直形的扩髓器。最终磨锉（假体植入前）大小需根据术前测量值而定，且需遵循扩髓器与髓腔间隙应达到最小的原则。

如前所述，使用扩髓加压器将股骨柄假体植入股骨髓腔（图 5.13），小转子是假体柄植入的参照点。使用骨锤将假体柄轻柔打入髓腔，如果打入正确，假体柄打入时会出现闷响而非是空洞响声。骨水泥型假体柄打入较非骨水泥型假体柄打入更容易。非骨水泥型假体打入时如果出现最大 5mm 的长度差，可通过调整假体股骨头或缩短及加长假体颈部进行调整。

术中助手需保持与患者相对位置固定，助手一只手固定拉钩另一只手随时确认髋骨位置直至假体柄植入完成，这样可保证术中患者股骨始终在一个相对固定的位置。

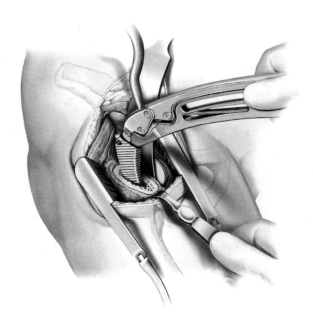

图 5.12　图示通用扩髓器把持器固定下扩髓。

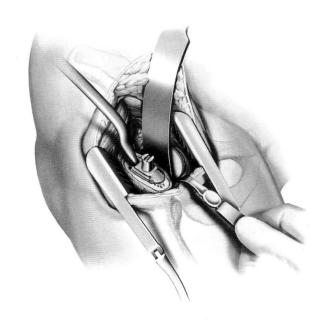

图 5.13 假体柄植入股骨髓腔。

5.6.5
复位

用力牵引下抬高患肢并内旋髋关节,患肢伸直位下保持足部固定。此时患肢由外旋 90°位回复至 0°位,股骨头复位于髋臼内衬后可放松牵引力度。复位完成后用生理盐水或林格液彻底冲洗术区软组织残留碎片。

5.6.6
切口缝合

负压吸引管置于术区浅层髋关节周围肌肉深部。阔筋膜张肌筋膜浅层需予以缝合,缝合时需注意勿损伤股外侧皮神经。之后缝合皮下脂肪层,使用钉皮器或普通缝合(不可吸收缝线)关闭皮肤。技术熟练的医师从切皮到皮肤缝合的完成平均需要约 1 小时,术后当天数小时内患者即可下地行走。术后引流管拔除及敷料更换可视医师喜好而定。

5.7
术后护理与康复

5.7.1
术后早期护理

患者自手术室小心转运至康复床后，需将患肢置于内旋位以防术后髋关节前脱位。患者置于沙滩椅位，膝关节下放置抬高枕以保持患肢及髋关节轻度屈曲位，从而防止术后切口局部牵拉，并可减小术后患者睡觉及髋关节周围肌肉松弛时髋关节脱位的危险性。

为防止发生髋关节前方脱位，术后宜严格按程序执行康复计划：患者术后 6 周内睡觉时髋关节应处于轻度屈曲位；术后当天患侧髋关节应保持极度屈曲位；应在康复阶段避免强力髋关节旋转及跑步活动。

术后 6 小时后可给予低分子肝素并持续 3 周，以防止术后深静脉血栓形成。

5.7.2
物理治疗

术后往往不需行物理治疗，缺少活力的患者应早期进行轻体力锻炼（如步行），以减少并发深静脉血栓的危险性。也可使用弹力袜以预防深静脉血栓形成。

5.8
并发症

5.8.1
术中并发症

与传统髋关节置换术式相比，前路微创全髋关节置换术主要存在三个特异性术中并发症。首先，股骨颈截骨之前脱位髋关节可能导致股骨干骨折；其次，使用不配套扩髓器械（如初次扩髓使用直形扩髓器）扩髓可能导致股骨皮质穿透、大转子骨折或股骨干螺旋骨折（股骨前方皮质骨移除过多所致）；第三，使用直杆臼杯植入器械植入臼杯可能导致臼杯植入位置不当[臼杯过于垂直和（或）过度前倾]。

5.8.2
术后并发症

前方入路微创髋关节置换术后特异性并发症主要包括：①如果患者未遵循康复指导原则，则可能导致术后并发髋关节前方脱位（见 7.1 节），如发生可在全麻下行闭合复位；②力量较大患者由于臀大肌或梨状肌强烈收缩可能导致股骨大转子骨折，全髋关节置换术后股骨大转子附着肌肉肌力常较臀肌肌力弱，导致术后大转子骨折危险性增加。

术后切口感染少见且多为切口浅层感染。感染较少发生的原因可能是因为切口距离会阴区较远。为防止感染，术中我们每隔 10 分钟对术区进行冲洗并更换手套。

5.9
笔者临床经验、预后及手术成功率

最近 17 年以来，Lesur 曾行 1000 例前路全髋关节置换术（其中 350 例为前路微创全髋关节置换术）。这些患者多数预后良好且无严重并发症，无需二次行翻修手术。这些手术患者均无 THA 禁忌证（包括髋关节发育不良，髋内翻和髋外翻畸形，髋臼翻修术等）。

术中使用通用微创扩髓器手柄可将假体柄顺利植入股骨髓腔内，此手柄于 1993 年推出并用于临床。微创手术专用髋臼杯加压器可良好地调整臼杯的位置。

前述病例组行前路微创置换患者中有 6 例行翻修术，其中 2 例置换术后并发股骨大转子骨折，1 例高处摔下后假体臼杯骨折，2 例术后无假体与自体骨融合。4 例术后并发感染但为切口浅层感染且并未累及髋关节。最近的 100 例行前路微创髋关节置换患者术区盆部周围未放置拉钩，术后无一例出现深静脉血栓。

前路微创全髋关节置换手术医师需具有良好的组织分离显露技术，手术医师需经过至少 50 例临床实践后方可对此前路髋关节置换技术熟练掌握。

除术中髓腔处理外，术者尚需注意以下几点：
- 患者在术中的体位摆放。
- 术者需对解剖标记及术区解剖特点十分熟悉。
- 术中髋关节囊前侧切除及股骨颈截骨范围需足够。

●应使用此入路专用的长柄手术器械。

●可使用不同类型的臼 – 柄组合以延长内植物使用年限（如非水泥型假体与陶对陶臼面假体的应用）。

前路微创非骨水泥型假体全髋关节置换技术是一项具有很多优点的适宜在临床上开展的手术技术。术后患者康复时间快，相关医疗费用较低。

（黄宁庆　赵希铭 译）

参考文献

1. Judet J, Judet R (1950) The use of an artificial femoral head for arthroplasty of the hip joint. J Bone Joint Surg Br 32-B:166–73
2. Judet R, Judet J (1952) Technique and results with the acrylic femoral head prosthesis. J Bone Joint Surg Br 34-B:173–80
3. Kennon RE, Keggi JM, Wetmore RS, Zatorski LE, Huo MH, Keggi KJ (2003) Total hip arthroplasty through a minimally invasive anterior surgical approach. J Bone Joint Surg Am 85-A(Suppl 4):39–48
4. Smith-Petersen M (1939) Arthroplasty of the hip. A new method. J Bone Joint Surg 21: 269–288
5. Lesur E, Missenard G (1992) Arthroplastie totale de hanche par voie anterieure. Encyclopedie Medico-Chirurgicale 44–667-B:1–5
6. Lesur E, Laude F (2004) Arthroplastie totale de hanche par voie anterieure et son evolution mini-invasive. Encyclopedie Medico-Chirurgicale 44–667-B:1–6
7. Letournel E (1993) The treatment of acetabular fractures through the ilioinguinal approach. Clin Orthop Relat Res 292:62–76

第6章

Werner Siebert

微创前外侧入路（患者侧卧位）

6.1
引言

本章讨论微创前外侧入路手术技术。此手术入路为 Watson-Jones 传统手术入路的改进入路[1]。传统前外侧入路需自股骨大转子分离髋关节外展肌群（臀小肌，臀中肌也常需分离）。全髋关节置换手术时分离髋关节外展肌群后可良好显露髋关节，但其缺点在于可能导致患者术后髋关节脱位及术后长期跛行[2-4]。

以往学者们曾对 Watson-Jones 前外侧入路[1]进行了改进，以减小由于外展肌群分离导致的损伤及减轻其引发的跛行症状。改进后切口更小且创伤也更小。

Heinz Röttinger 是微创前外侧手术入路的先驱者,其在临床实践中首次强调了在术中保护髋关节外展肌群附着部位完整的重要性[5]。Heinz Röttinger 提出髋关节可经髋外展肌前侧与阔筋膜张肌后侧间隙显露髋关节[5],全髋关节置换术后髋外展肌功能仍可保留,由于术中未损伤髋关节后侧关节囊且髋外展肌功能完整,因此术后不易发生髋关节后脱位。

本章作者 W.Siebert 教授和 D-Kassel 教授曾采用 Röttinger 前外侧微创入路行 500余例全髋关节置换术[5]。术后患者满意率较高。术后无髋关节脱位及跛行症状出现。术后 3~4 天患者可下地行走,且患者术后疼痛较轻,术后较少给予止痛药物,与传统术式相比患者术后康复时间短。

6.2
患者选择

6.2.1
术前检查

术前对患者行全面检查评估,需行骨盆全尺寸前后位和侧位 X 线拍片检查,需注意前后位片需具有足够长度,以利于测量股骨干皮质厚度及术前确定最适宜植入的假体柄类型。

对髋臼臼杯假体磨具测量需以 Köhler 泪滴和髋臼底部为基准。对股骨假体柄模具测量需以大转子尖为基准。

术前需在 X 线片上对股骨颈及臼杯的力线轴中心进行标记。这有利于确定适宜的假体颈长度及假体头大小,以及决定术中使用外侧偏移假体柄或标准假体柄。

此外,X 线片下模具测量可确定股骨颈内侧缘截骨平面与小转子之间的距离。

术中需进一步对以上测量数据进行核准。

6.2.2
适应证

微创前外侧入路适用于各个年龄段患者。

肥胖或肌肉发达患者微创手术中髋关节显露较为困难。但体重指数过高患者行前外侧微创手术入路时髋关节显露并不困难。笔者采用此术式行全髋关节置换,其中最肥胖患者体重指数约为 66.3(体重 210kg,身高 1.78m,男性)。

此外也可经前外侧微创入路行翻修手术,对于 Paprosky1 级和 2A 级股骨缺损患者 [6] 行假体柄翻修也可采用前外侧切开入路。较小的臼杯假体翻修时也可采用此入路。多数翻修手术时需采用较大切口,故不建议采用此微创切口。

6.2.3
禁忌证

翻修手术多为微创前外侧入路的禁忌证。其他禁忌证与传统的全髋关节置换手术入路禁忌证相同。

6.3
优点

　　与传统手术入路相比，微创前外侧手术入路不需将髋关节周围肌肉止点自骨附着部位剥离，从而保留了骨盆与股骨近端周围的肌肉止点，尤其是臀肌的止点。

　　术中有时需部分剥离臀小肌止点，尤其是在植入解剖型股骨假体时。通常建议采用微创手术入路的术者使用肩部弧度较小的假体柄以利于髓腔内植入操作。笔者采用此手术入路时从未出现股神经或坐骨神经损伤。理论上讲，术中任何髋关节脱位 / 复位操作均可能对坐骨神经产生应力，并可能导致术后一过性腓总神经麻痹（发生率为 0.4%）。如果术中拉钩未置于髋关节前方肌肉下方或髋臼缘背侧正确部位则可能导致坐骨神经严重损伤。

　　髋关节前外侧入路术中可顺利植入髋臼假体并保证植入后患肢长度与对侧一致，且适宜于植入骨水泥型或非骨水泥型股骨假体柄，也可对小转子与假体臼杯中心距离进行测量以准确控制假体植入后患肢长度。

　　骨水泥型股骨假体柄可运用三代 [7] 和四代 [8] 骨水泥型假体柄植入技术固定于股骨髓腔内。

　　术中出血主要是由于髋关节周围肌肉切开损伤所致，为防止术中大量失血，笔者在术中及术后 10 小时内行自体血回输。运用自体血回输技术，术中失血量可减少至 300~400ml，而传统髋关节手术术中失血约为 800ml。术后患者很少需要再次输血，这可降低术后输血导致感染性疾病的危险性。此外，患者的住院费用可降低。

　　术后患者疼痛症状较轻，因此与传统手术相比患者较少需要镇痛剂且术后康复快。患者术后几乎无跛行甚至可以术后当天即可不扶拐下地活动。术后第一天后开始鼓励患者下地行走并可允许患侧下肢完全负重。微创前外侧入路行全髋关节置换术后患者可在术后 2 周内弃拐行走活动。患者无并发术后髋关节后脱位或臀肌肌力减弱危险性 [5,9]。

　　笔者认为，患者术后可恢复至正常生活工作运动水平，其术后运动水平主要取决于植入假体类型及术前患者髋关节周围肌力情况。

　　常规及微创技术下行髋关节置换术后患者极少并发感染。笔者行 500 例前外侧微创入路全髋关节置换术患者中无 1 例术后感染。

　　患者平均住院时间为 10 天，但很多患者在术后 5~7 天即已要求出院，此时出院患者仍被要求前往出院患者康复指导门诊。术后患者何时恢复至无保护情况下行走活动，主要根据患者年龄及健康状况而定。年轻患者恢复时间为 5~6 天，年老患者及术前活动不便患者康复时间可达 6~8 周。

微创手术的优点在于其手术切口小，与传统手术相比术后切口瘢痕小。

6.4
缺点

微创前外侧髋关节手术入路的主要缺点在于术中可能导致大转子骨折。尤其是直形股骨假体柄植入股骨髓腔时。如果出现大转子骨折，术中应使用钩形钢板及环扎技术，将骨折大转子予以复位固定。

6.5
患者体位与手术区域

6.5.1
患者体位

所有患者术前 1 天给予低分子肝素以防止术后深静脉血栓形成。术中无需给予弹力袜但术后患肢需穿弹力袜。

患者自骨盆至肩部使用小真空褥垫衬后置于侧卧位，自手术床前后方固定患者躯干部位，无需固定患肢。抽取真空垫内空气并对前后方躯干固定垫加压可良好固定并保持患者体位，同时自耻骨联合和骶骨向腹侧及背侧加压固定。笔者使用常规手术床，其骨盆远侧肢体在术中可移动以使患肢保持良好的位置。

如无特殊情况通常使用腰麻。

为使术中移动患肢不受限，可给予患者纸单包裹并在术区髋关节周围覆盖透明手术贴膜，对侧足部需在术中予以无菌单包裹以保证术区及同侧下肢保持无菌。手术开始时，患肢轻度外展，以保证髋关节周围肌肉松弛及避免置入拉钩牵拉导致的软组织损伤。在外展基础上轻度外旋患肢有利于显露并完成髋臼制备。

术者位于患者前方，两位助手位于患者背侧，其中一位助手拉钩而另一位患者固定患肢，植入髋臼杯假体后，患肢置于伸直位，髋关节外展位下外旋下肢，患侧下肢需适度牵拉调整以减少髋关节周围肌肉阻力并利于术中显露髋关节。

6.5.2
手术器械

术中可使用标准髋关节置换手术器械,微创前外侧手术入路尚有一些专用的手术器械。术中浅层组织分离时可使用较小的锐利拉钩。显露股骨颈时可使用 2 个 7 号弧形 Hohmann 拉钩。

股骨颈截骨时需使用窄(18mm 宽)长锯片摆锯,通常可使用咬骨钳及骨刀将截除的股骨颈与股骨头分为两块后移出,如使用咬骨钳不能分离股骨头与髋臼之间粘连部分,则可使用取头器取出。较大股骨头被截为两部分后很容易移出关节囊。

笔者习惯使用直柄磨锉修整髋臼,即使是肥胖患者。也可使用带弧度髋臼磨锉器进行修整,带弧度的髋臼磨锉器可能导致髋臼上缘骨质磨锉范围过高。

髋臼杯正确植入后,可使用弧形加压器对臼杯进行最后加压。弧形加压器可良好地传导压力并减小了刀口周围软组织撞击。之后用手植入臼杯内衬并锤击 3~4 下以稳定内衬。

股骨髓腔磨锉器械的选择依据术中使用股骨假体柄的不同而定。解剖型假体柄可使用相应的解剖型股骨扩髓器,直形柄可使用直形扩髓器。

股骨开髓时注意保护切口周围,防止皮肤组织损伤。也有专门的股骨髓内操作保护套筒装置。

不同的髋关节置换假体及手术操作器械常由内植物供应商提供。

6.5.3
髋关节假体的选择

髋关节微创前外侧手术入路适用于各种假体内植物类型。假体选择依据患者手术适应证及医师喜好而定。严重的骨质疏松症患者往往建议采用骨水泥型股骨假体柄,以防止术中及术后并发股骨骨折。

笔者习惯使用直形、肩部较平非水泥型股骨假体柄和 Charnley 骨水泥型股骨假体柄,使用压配式臼杯假体系统。

6.6
手术技术

6.6.1
切口与手术入路

　　患者侧卧位下可触及髂棘并定位髂前上棘,皮肤切口应位于股骨大转子前突起与髂前上棘连线,切口长约 7~9cm。需注意切口前 2cm 应位于大转子上方,肥胖患者可适当延长切口至 10cm。臀上神经位于切口后方,在分离臀肌时需注意予以保护以防止损伤(图 6.1)。

　　切开皮下组织后置入拉钩。建议使用两个锐利小拉钩牵拉以利于显露。阔筋膜和臀肌(臀小肌和臀中肌)位于皮下组织下方,分离皮下组织后可触及二者之间的肌间隔。二者之间分离需自其股骨止点开始,首先自大转子附近切开阔筋膜可暴露其下方小脂肪垫,即为肌间隔的标记点。食指插入肌间隔钝性分离至髋关节囊,将第一个 Hohmann 拉钩置于股骨颈下方髋关节囊上方牵开臀肌。注意有时需使用电刀离断可能出现的臀小肌变异止点。置入 Hohmann 拉钩可避免术中切断臀肌且可良好显露髋关节囊(图 6.2)。

　　置入 Hohmann 拉钩后使用电刀切开髋关节囊至可触及小转子部位,然后将第 2 个 Hohmann 拉钩置于小转子下方以完全显露髋关节囊(图 6.3)。

6.6.2
股骨颈的处理

　　切除髋关节前方关节囊后可显露股骨颈,U 形切开腹侧髋关节囊,近侧达髋臼前

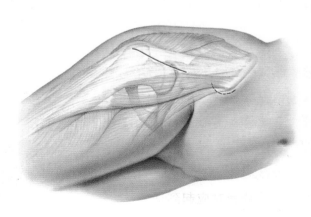

图 6.1　髋关节微创前外侧手术入路切口定位骨性标记点。

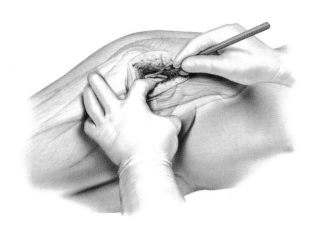

图 6.2 术中与皮肤切口平行切开浅层筋膜组织。

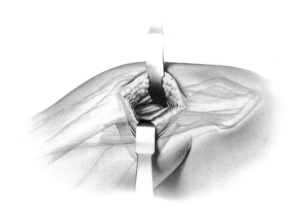

图 6.3 图示股骨颈截骨前置入 Hohmann 拉钩以保护周围组织。

缘并沿股骨颈走行切向远侧，外侧切开至转子间线髋关节囊止点。

　　前侧髋关节囊切除范围需尽可能达股外侧肌止点以利于显露股骨颈。笔者习惯行前侧髋关节囊切除而非再次缝合是由于以下原因：①切除前侧关节囊后患者术后并发症较少（如疼痛和肿胀等）；②术后髋关节活动范围较大；③笔者术中行前侧关节囊切除术后无继发性髋关节脱位[10-12]。

　　切除关节囊前方后可在股骨头和股骨颈部位行两次截骨处理，截骨时患肢轻度外旋且髋关节保持 20° 外展位。

　　首先使用硬锯片摆锯在股骨颈与股骨头连接部位截骨，将骨凿置入截骨端探查是否彻底截断。使用 Cobb 锉自关节腔内抬起股骨颈并再次调整 Hohmann 拉钩位置。此两个拉钩在截骨时应起到保护周围软组织作用。首次截骨前拉钩置于关节囊靠近股骨头位置。

　　之后对股骨颈外侧进行截骨处理。应据术前计划于大转子附近、股骨距上方完成截骨。将患肢轻度外旋并置于无菌腿垫上，术中适时调整患肢位置以利于股骨颈显露，Hohmann 拉钩再次置于大转子前方和股骨距下方，应自股骨颈外侧最低处梨状肌窝开始截骨。

　　小转子至截骨起点长度应使用标尺测量，如截骨后股骨颈遗留过长，则在假体柄植入前需再次截骨。

　　股骨头及股骨颈截骨碎片使用镊子或咬骨钳移除，如移除困难可使用取头器（图 6.4）。

6.6.3
髋臼制备

　　移除股骨头后调整 Hohmann 拉钩位置显露髋臼，其中一个拉钩置于股骨后侧，另一个拉钩牵拉髋内侧及前方肌肉组织，有时肥胖患者尚需置入辅助拉钩（Hohmann 拉钩）以利于显露。肌肉发达患者往往也需要辅助拉钩显露（Hohmann 拉钩或宽 Langenbeck 拉钩）。术中应保持患肢外旋及髋关节伸直位。

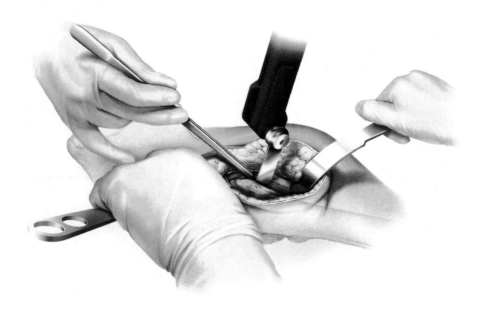

图 6.4　微创前外侧入路股骨颈截骨技术。

　　阻挡臼杯植入的髋关节盂唇及关节囊或软组织需予以切除，有时尚需切除部分关节软骨，切口周围需予以电凝止血。

　　可使用直形髋臼磨锉器仔细磨锉髋臼，术者可逐渐增大磨锉头直径至最终合适大小。至磨锉骨端出血及髋臼杯适宜植入为止。笔者认为，带弧度磨锉器可能导致术中髋臼壁上面磨锉过度。

　　如术中探及髋臼部位囊肿病变则需行植骨术，通常髋臼磨锉深度需达 2mm 以利于臼杯植入。压配式臼杯可使用微创手术专用臼杯加压器在导向器下植入（20° 前倾，45° 倾斜）。术中不必使用螺钉固定臼杯。

　　臼杯正确植入后，使用弧形加压器对其进行最后加压。手植入臼杯内衬后锤击 2~3 下以确实固定。股骨扩髓时可使用无菌敷料敷于臼杯表面保护防止骨软组织碎片进入。RM Pressfit 单块臼杯假体可在术中使用弧形加压器一次性置入。

　　臼杯植入后可移除髋臼周围骨赘（图 6.5）。

6.6.4
股骨制备

　　股骨髓腔扩髓前需再次调整患肢位置，尽可能将患肢置于过伸位（髋关节外旋 90° 内收 30°）。小腿置于无菌垫。Hohmann 拉钩置于大转子附近，Cobra 拉钩置于股骨距下方，从而使股骨近端上抬以显露股骨颈截骨部位，应再次测量小转子至股骨距长度以确认是否需再次截骨（图 6.6）。

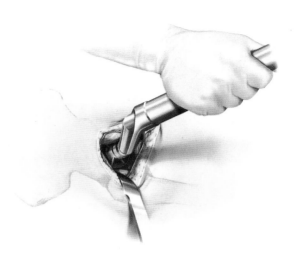

图 6.5　术中使用弧形微创髋臼磨锉器磨锉髋臼。

首先使用小弧形刮勺处理股骨端髓腔后,使用开髓器凿开股骨近端髓腔,这样可防止股骨干髓腔通道定位错误。扩髓时应逐渐增大扩髓器型号至扩髓完毕,直柄扩髓器用于直形假体柄髓腔制备(图6.7)。

带弧度扩髓器手柄有左侧或右侧两种型号,需注意扩髓时需使用套管保护切口周

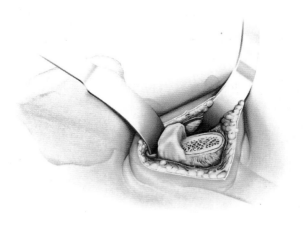

图6.6 两个 Hohmann 拉钩牵拉显露股骨近端。

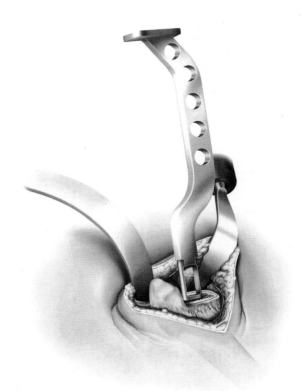

图6.7 使用开髓器处理股骨近端髓腔。

围皮肤及软组织。

　　最终扩髓器插入后可作为试模在其上插入头颈试模组件，患肢小腿无菌垫移除后内旋患肢并复位髋关节，检查髋关节活动度及患肢长度（图 6.8）。

　　试模组件安置并复位后活动髋关节确认无异常后，患肢外旋并脱位髋关节，患侧小腿再次置于无菌垫上后植入假体并复位髋关节（图 6.9）。

　　技术不熟练手术医师在处理股骨髓腔时往往会出现失误，扩髓不当可能导致股骨假体柄置于内翻位，此时需重新行股骨髓腔制备（图 6.10）。

6.6.5
复位

　　股骨头假体组件置于股骨假体柄上后轻轻锤击以保证其稳定固定。放置陶瓷股骨头假体植入时我们不使用锤击。将髋臼表面保护敷料移除后旋转患肢，最终复位髋关节。

　　假体植入后需对髋臼行 3~4 次生理盐水冲洗以清除软组织碎屑。可将两个

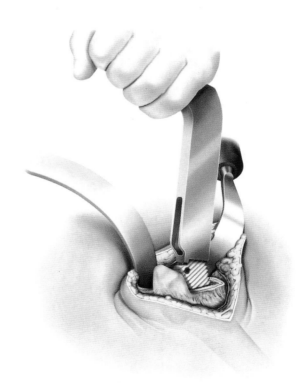

图 6.8　使用带弧度扩髓器股骨近端扩髓。

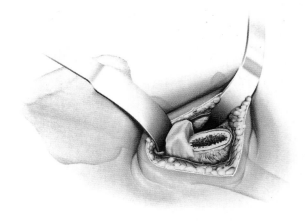

图 6.9　股骨假体柄植入前显露股骨髓
腔近端。

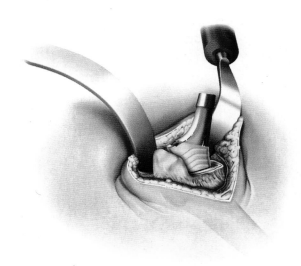

图 6.10　非骨水泥型股骨假体柄微创
植入技术。

Langenbeck 拉钩置入切口深层以利于显露内植物假体。之后对再次确认假体位置良好且无松动,并活动患肢以确认假体稳定性。术中行(Judet 位)拍片以再次确认假体柄及臼杯是否契合。将双下肢紧贴手术床,自双侧膝关节位置对比测量双下肢是否缩短或延长。

6.6.6
切口缝合

术后 24~36 小时视具体情况给予术区持续负压引流。术后前 10 小时负压引流管可连接自体血回输系统,此后连接于负压引流球。

阔筋膜、皮下组织和皮肤层均应予以缝合。为术后美观，可运用皮内缝合或皮肤缝合器缝合皮肤。

有经验的手术医师行微创前外侧入路髋关节置换术平均手术时间为 45~60 分钟。

6.7
术后护理与康复

6.7.1
术后早期护理

患者术后自手术室转运至术后康复室。

术后无需为预防髋关节脱位给予特殊针对性处理。

术后可立即行患侧髋关节正常活动范围下功能活动。

术后可行患肢负重下剪切力活动，但不建议行双腿交叉活动，所有患者术后每日需行低分子肝素治疗，也可给予患肢弹力袜以防止深静脉血栓形成。

患者存在深静脉血栓高危因素者需行间断下肢气压泵治疗。

6.7.2
物理治疗

物理治疗并非康复治疗所必须，患者惧怕或对患肢负重活动无信心者需给予康复指导，所有患者都应有康复阶段的指导手册。

6.8
并发症

6.8.1
术中并发症

术中并发症主要有以下几点：①术中分离时可能损伤臀肌，尤其是臀肌间隙显露不清者；②使用弧形髋臼磨锉器制备髋臼时可能导致髋臼上缘过度磨锉；③如股骨扩髓不当或术中 Hohmann 拉钩位置不当可能导致大转子骨折。

此外,术中也可能出现股骨干骨折,但较少见。

6.8.2
术后并发症

术中大转子裂缝骨折可能导致术后大转子骨折移位,这在髋关节微创前外侧入路手术患者中较为常见。植入股骨假体柄后行 CT 检查可见骨折线。此骨折线为大转子或股骨近端较为薄弱部位。CT 检查并非术后常规检查,只有高度怀疑时方可行局部CT 扫描检查。

6.9
笔者临床经验、预后及手术成功率

过去25 年以来,笔者共行 3000 例经前外侧、外侧及后侧入路全髋关节置换术。其中微创前外侧入路下行全髋关节置换 500 例,手术成功率及患者术后满意率较高。行全髋关节置换术患者病例不断增多。此微创手术技术仍需进一步改进。

这些患者中仅一例术后再次行翻修手术。

对男性小于 50 岁、术前活动度良好患者行全髋关节置换术时以 2 枚螺钉固定臼杯假体,术后患者可立即负重活动,术后 5 天可弃拐行走甚至跑步活动。如植入臼杯过小可能最终导致其植入髋臼位置过深。如果术后患者主诉髋关节局部弹响则表明已出现臼杯假体松动,需行翻修手术和更换更大臼杯假体。

笔者认为,微创前外侧入路全髋关节置换术患者住院时间及术后康复时间可缩短约 33%~50%,从而使患者相关费用可节省约 33%~40%。

手术医师需对此手术入路相关的理论知识具有深入的了解,并行相关尸体解剖研究,经手术医师专门培训后在临床上尝试开展此术式。笔者建议此临床上开展初期可尝试使用较大切口,待术者技术熟练后采用较小切口。

一般而言,术者需经至少 15 例微创前外侧手术入路全髋关节置换实践后方可熟练掌握此手术技术。

初次手术需在有经验医师指导下实施。笔者认为,此前外侧微创手术入路技术较难掌握,但较以往采用的双切口入路技术易于掌握。

(黄宁庆　张国秋 译)

参考文献

1. Watson-Jones R (1936) Fractures of the neck of the femur. Br J Surg 23:787–808
2. Kwon MS, Kuskowski M, Mulhall KJ, Macaulay W, Brown TE, Saleh KJ (2006) Does surgical approach affect total hip arthroplasty dislocation rates? Clin Orthop Relat Res 447:34–38
3. Meek RM, Allan DB, McPhillips G, Kerr L, Howie CR (2006) Epidemiology of dislocation after total hip arthroplasty. Clin Orthop Relat Res 447:9–18
4. Honl M, Dierk O, Gauck C, Carrero V, Lampe F, Dries S, et al (2003) Comparison of robotic-assisted and manual implantation of a primary total hip replacement. A prospective study. J Bone Joint Surg Am 85-A:1470–1478
5. Bertin KC, Rottinger H (2004) Anterolateral mini-incision hip replacement surgery: a modified Watson-Jones approach. Clin Orthop Relat Res 248–255
6. Paprosky WG, Burnett RS (2002) Assessment and classification of bone stock deficiency in revision total hip arthroplasty. Am J Orthop 31:459–464
7. Eisler T, Svensson O, Iyer V, Wejkner B, Schmalholz A, Larsson H, et al (2000) Revision total hip arthroplasty using third-generation cementing technique. J Arthroplasty 15:974–981
8. Goldberg BA, Al-Habbal G, Noble PC, Liebs TD, Tullos HS (1996) Performance of fourth generation cemented femoral components: a critical analysis. In: American Academy of Orthopaedic Surgeons 63rd Annual Meeting; 1996 February 22nd-27th, 1996; Atlanta, Georgia
9. Murphy SB, Tannast M (2006) Conventional vs minimally invasive total hip arthroplasty: A prospective study of rehabilitation and complications. Orthopade 35:761–768
10. Rachbauer F, Nogler M (2004) Direct anterior approach. In: Hozack WJ, Krismer M, Nogler M (eds) Minimally invasive total joint arthroplasty. Springer, pp 29–32
11. Rachbauer F, Nogler M, Mayr E, Krismer M (2004) Minimally invasive single-incision anterior approach for total hip arthroplasty. In: Hozack WJ, Krismer M, Nogler M (eds) Minimally invasive total joint arthroplasty. Springer, pp 54–59
12. . Rachbauer F (2005) Minimally invasive total hip arthroplasty via direct anterior approach. Orthopade 34:1103–4, 1106–8, 1110
13. Straumann D (2006) Cost-benefit analysis of MIS THA: model-based analysis of the consequences for Switzerland. Hip International 16:S54–S57

第7章

Joachim Pfeil

前外侧入路（患者仰卧位）

7.1 引言

本章讨论患者仰卧位下髋关节前外侧微创手术入路手术技术。此手术入路为传统Watson-Jones 髋关节前外侧手术入路改进后的髋关节周围肌肉组织保护入路[1]。

传统手术入路的主要问题在于术中需自大转子分离髋外展肌群（臀小肌和臀中肌），而髋外展肌群剥离后可能导致术后髋关节脱位及术后长期跛行症状出现[2-4]。

有学者为减小术中肌肉损伤及防止由于髋外展肌剥离导致患者术后出现跛行症状尝试对 Watson-Jones 入路[1]进行改进，且尝试将传统手术中较长的切口变得更小使术中组织损伤更小。

Heinz Röttinger 是微创前外侧髋关节手术入路的先驱者，也是最早意识到术中保护髋内收肌群重要性的学者之一[5]。Röttinger 推出经髋部肌间隔分离的手术入路方式，术中经髋外展肌前方及阔筋膜后方进行分离[5]。经此入路行全髋关节置换术后髋外展肌功能得以保留。由于后侧髋关节囊和髋关节周围肌肉未损伤，术后很少出现髋关节后侧脱位。

Graf[6]、Roth[7] 和本章作者对 Röttinger 入路[5]进行了进一步改进。作者提出的手术入路与 Röttinger 入路的区别主要在于患者体位及皮肤切口方面，Röttinger 入路患者置于侧卧位，而作者建议患者置于仰卧位。两种方法均经同一肌间隔分离并显露关节囊。

本章作者 J.Pfeil 教授和 D-Wiesbaden 教授以往曾行 500 例前外侧微创入路全髋关节置换术。术中患者均取仰卧位。术后患者无脱位及跛行症状。术后当天患者即可下地活动，患者疼痛症状较轻且较传统手术康复时间短。

7.2
患者选择

7.2.1
术前检查

　　患者术前需行常规检查,详细询问患者既往史及明确双下肢是否等长。

　　双髋关节活动范围需运用标准方法予以记录,如内旋、外旋、前屈、后伸、内收和外展活动度均应予以测量并与患侧对比。

　　数字化 X 线拍片检查是术前计划所必需的,可在 X 线片上以小转子为参照点测量双下肢长度,需明确肢体不等长的原因是由于关节病变或是关节活动功能异常所致(如为髋关节炎进行性改变则为髋关节置换术的指征)。术前双下肢不等长需在术前计划予以评估并在术中予以矫正。

　　严重髋关节炎病变常由于骨盆位置倾斜导致功能性双下肢不等长,此时如行髋关节置换,术后畸形可得到良好纠正,术前无需对此类功能性下肢不等长进行评估,术中也无需专门矫正。

　　有时术前评估及测量往往难以实现,如严重的股骨头无菌性坏死等,此时笔者运用对侧评估术中应达到患肢长度及假体偏移度,这是因为双下肢股骨颈解剖形态通常是对称的。

7.2.2
适应证

　　微创前外侧入路适用于各个年龄段患者。有些骨肿瘤疾病由于其病变大小及部位不同往往难以经微创前外侧入路完成病灶清除和假体植入操作。此入路适用于瘤体病变较小且局限于股骨头和股骨颈区域的骨肿瘤患者。骨肿瘤病变累及整个股骨近端或转子间区后方时可适当延长切口。

　　体重过大患者行此体位下微创前外侧入路时髋臼区域显露较为困难,此类患者手术时间也较长。通常体重指数正常者行微创全髋关节置换手术时间平均约为 45 分钟,而体重指数较高者手术时间平均约为 60 分钟,高体重指数并非是此术式的禁忌证。

　　临床上也可经此入路技术行较小的翻修手术处理。髋臼局部骨质缺损经此入路可得到良好的修整。

7.2.3
禁忌证

患者仰卧下微创前外侧入路不适于行广泛的翻修手术处理。

股骨柄翻修处理时如股骨近侧骨皮质过薄则不适宜采用微创手术入路。固定于股骨干的长骨水泥型假体柄翻修，需采用经股骨干入路且切口应足够大以利于植入翻修股骨假体柄。

此外，微创入路也不适用于转子间区下方骨肿瘤股骨假体柄翻修。

此手术入路的其他禁忌证与传统全髋关节置换手术入路禁忌证相同。先天性髋关节发育不良、需行附加股骨截骨处理及之前行腰椎手术和同侧结肠造瘘术并非此手术入路的禁忌证。

7.3
优点

与传统髋关节置换手术入路相比，患者仰卧下髋关节前外侧微创手术入路具有很多优点。

患者置于具有两个独立双下肢腿垫的常规手术床，采用此手术入路患者摆放体位较为容易，且麻醉医师插管较为方便。

术中不必将髋关节周围肌肉止点剥离，此术式能够良好地保护骨盆及股骨近端肌肉附着点，尤其是臀肌附着点。

笔者行此切开入路并未出现过股神经和坐骨神经损伤，分离时应注意以下两点：首先，显露并制备髋臼时保持患肢膝关节屈曲 20°。可将一直径约 20cm 腿垫置于膝关节下方以维持膝关节屈曲角度，这样可保证术区周围腹侧结构包括股神经不受到牵拉；其次，微创切口可良好显露髋臼周围髋关节囊，术中往往仅需使用较小拉钩即可显露髋关节囊，较小拉钩可降低术中损伤神经的危险性。

此外，微创前外侧髋关节手术切口下显露可顺利植入臼杯假体、并在术中调整患肢长度及植入水泥型和或非水泥型股骨假体柄。如前所述，患肢长度需在术前计划中仔细测量确定。

患者仰卧位下可行双侧微创前外侧入路全髋关节置换术，其操作与单侧全髋关节置换一样简单可行。

微创手术中患者失血量将会较常规手术明显减少,由于手术切口小,术中肌肉及血管损伤危险性也较小。术前患者检查血红蛋白值较低者可行术中自体血再回输。通常患者无需输异体血。自体血回输对患者明显有利且降低了患者的住院费用。

术后患者疼痛症状往往不重且较常规手术术后康复时间明显缩短。

笔者往往对患者行术后疼痛干预治疗。多数患者由于术后疼痛症状较轻而于术后1~2天停止疼痛干预治疗。术后当天即可鼓励患者站立及在双拐帮助下短距离行走。出院(通常为术后 9 天)患者可及早恢复双拐辅助下爬楼梯活动。

微创前外侧髋关节入路行全髋关节置换的患者,术后出现髋关节后侧脱位或臀肌无力症状的危险性很小。笔者报道此切口入路术后髋关节脱位发生率为 0.2%。

患者术后极少并发感染。笔者统计行微创前外侧入路全髋关节术后患者的术后感染发生率仅为 0.3%。

患者平均住院时间为 9 天,而传统髋关节置换手术平均住院时间为 12 天。

术后康复时间及恢复无辅助条件下行走需视假体内植物类型及患者年龄等具体情况而定。非骨水泥型假体植入后 2 周患者可恢复行走。但学者建议术后 6 周内可先拄拐行走,至 6 周后假体柄与自体骨融合方可完全负重。使用双拐辅助行走可增加患者稳定性,防止术后康复活动时摔倒。术后早期摔倒可能导致骨折发生,如无明显禁忌,骨水泥型假体的患者(通常用于年老患者)于术后 4 周可弃拐行走。术后第 1 天即可恢复负重活动。

通常患者术后 6 周可恢复正常生活活动。

微创髋关节手术切口瘢痕较传统髋关节手术切口小。

7.4
缺点

仰卧位微创髋关节前外侧手术入路的缺点在于掌握此手术技术需较长的学习曲线,手术要点在于准确地植入内植物。

术中并发股骨大转子骨折的原因主要是由于假体柄选择不当所致,而非手术入路的原因。笔者习惯使用较短的股骨假体柄,可防止术中对大转子产生撞击从而导致骨折。

7.5
患者体位与手术区域（图 7.1）

7.5.1
患者体位

　　术前当夜患者给予小剂量低分子肝素，以降低术后出现深静脉血栓形成危险性。术中及术后可给予双下肢特制弹力袜。此外，术后 2 小时后可给予静脉气压泵治疗。

　　为防止术后感染，术前可给予单次头孢菌素注射。

　　患者以仰卧位置于标准手术床上，双下肢给予单独腿垫支撑。固定对侧下肢以防止术中滑落。为防止腓总神经损伤，需注意术中使用泡沫材料软垫支撑对侧下肢及患肢。在术中制备髋臼时对侧下肢仅轻度外展（约 10°）即可。制备股骨髓腔时仅需将患侧髋关节过伸约 15°。对侧下肢需使用无菌单完全覆盖。

　　术区需给予标准无菌巾覆盖，以保证无菌条件下施行手术。患肢在术中需保持一定活动度。可在膝关节下方放置一软垫。这在髋臼制备时是十分重要的。

　　麻醉师可酌情必要时给予全麻麻醉。

　　术者位于患者前方并在两名助手协助下完成手术。第一助手位于术者左侧，在髋臼制备时手持拉钩及吸引装置；第二助手位于术者对侧。股骨髓腔制备时第二助手外旋患肢并屈曲膝关节。将患肢置于胸前以保持此患肢外展伸直位。此时术者与第一助手变换体位。第一助手牵拉拉钩并暴露转子间区域。

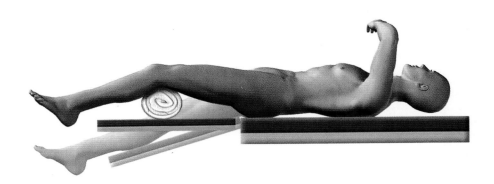

图 7.1　图示术中患者体位。注意仅在股骨髓腔制备时将对侧下肢置于过伸位，这样可防止术中患肢过伸时间过长及术后出现下腰部损伤。

7.5.2
手术器械

通常此手术入路可使用标准骨科手术器械进行操作,仅需要少数专用操作器械。

股骨颈截骨可使用窄刃长摆锯[(10~12)cm×(2.0~2.5)cm]。术中需使用大小适合的螺纹取头器,以防止取头时并发骨折或股骨头断裂。

髋臼制备可使用专用电钻磨锉。所有微创入路髋臼制备过程中均可能出现髋臼磨锉不对称。笔者在术中首先使用较小型号磨锉器(直径40mm)加深磨锉髋臼底部,之后使用更大型号磨锉器磨锉髋臼周缘。笔者建议非水泥型髋臼最终磨锉直径应较实际植入臼杯直径小2mm,水泥型髋臼磨锉直径较实际臼杯直径大2mm。

股骨髓腔使用开髓器凿开后使用各种内植物类型专用扩髓器扩髓。解剖型股骨柄假体扩髓器通常有一定弧度。直形假体柄扩髓器为直形。扩髓器尖端应具有一定弧度,以防止扩髓时穿透股骨干皮质。

据术前测量及股骨大小转子参照点完成股骨扩髓后装入股骨头试模及假体柄。用C臂机透视定位并与术前计划进行对比,以再次确认位置是否合适。

假体植入操作器械依不同厂家产品不同而各不相同,各型植入物的操作器械常由假体生产厂家提供。

7.5.3
髋关节假体的选择

仰卧位下前外侧微创全髋关节置换可采用各种假体类型。假体的选择视患者手术适应证及医师喜好而定。笔者习惯使用短弧形股骨假体柄,因其较直形股骨假体柄更易于植入。

7.6
手术技术

7.6.1
切口与手术入路

患者置于仰卧位,术前触及髂嵴并定位髂前上棘。皮肤切开应以髂嵴与股骨大转子尖端腹侧上缘的连线为参照线，自股骨大转子近端4cm开始沿股骨干向远侧延伸4cm。切口中心应位于股骨大转子腹侧缘，平均切口长度为8cm，依患者体重指数及性别不同、切口长度可为6~10cm。由于术中牵拉导致术后切口可被拉长约1cm。术后6周后由于瘢痕收缩，切口长度可减少约1cm（图7.2）。

分离皮下脂肪后沿皮肤切口置入两个拉钩。皮下组织下方切开阔筋膜并沿切口方向置入拉钩，手指伸入切口并探查臀中肌和臀小肌腹侧缘，并沿此肌间隙钝性分离至髋关节囊（图7.3）。

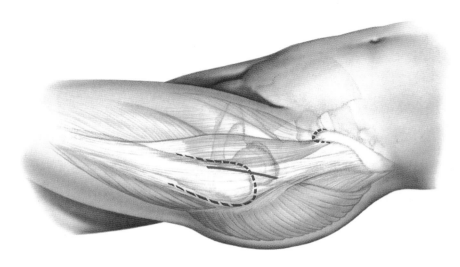

图7.2 皮肤切口中心应位于股骨大转子近端腹侧缘。

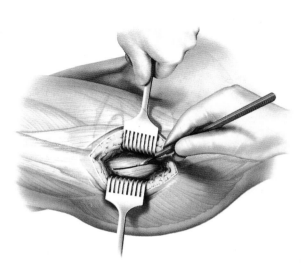

图7.3 图示切开阔筋膜。注意切开时不应太靠近腹侧，以防止损伤阔筋膜张肌。

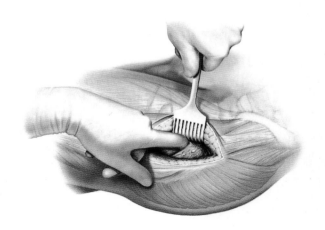

图 7.4 食指钝性分离至髋关节囊腹侧上部。分离时臀中肌及臀小肌位于食指背侧。

将两个无锐利尖端的弧形 Hohmann 拉钩置于髋关节囊腹侧上方及下方保护周围肌肉组织。80%的患者可将 Hohmann 拉钩置于髋臼腹侧缘以暴露髋关节囊。一些男性患者髋关节囊头侧反折部坚强,在 Hohmann 拉钩置入髋臼腹侧缘时需予以切除(图 7.4)。

股外侧肌在术中无需予以分离,除非是之前髋关节手术导致其与髋关节囊腹侧部位粘连。切除髋关节囊之前此部位需予以充分显露(图 7.5)。

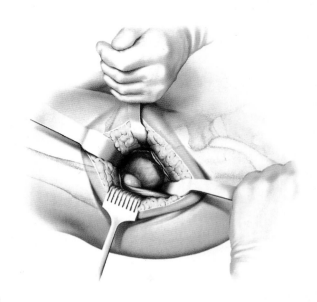

图 7.5 股骨颈截骨前使用两个带弧度拉钩及一个无锐利尖端的 Hohmann 拉钩置于髋臼腹侧缘牵拉显露。

7.6.2
股骨颈的处理

髋关节囊切开需自股骨颈外侧基底部开始,沿底部向腹侧再向头侧切开。应完全切开近端腹侧及远侧髋关节囊,之后沿股骨颈腹侧尽可能多地切除髋关节囊。应注意切除髋关节囊时避免损伤周围肌肉组织。如果患者存在关节炎病变则髋关节囊周围血管结构少见,此类患者术中精细操作会出血很少。切除关节囊后再次将 Hohmann 拉钩置入股骨颈周围(图 7.6)。

上述操作完成后,将患肢置于轻度外旋位。

使用窄长摆锯一次性完成股骨颈截骨,如患者肥胖、肌肉发达或髋关节周围存在较大骨赘形成难以一次完成截骨者可行两次截骨。截骨完成后移除股骨颈基底部碎片有助于移除股骨头。必要时使用宽骨凿确实离断截骨端后垂直方向旋转暴露股骨颈。将取头器插入股骨颈近端后取出股骨颈周围两个 Hohmann 拉钩。小 Langenbeck 拉钩置于切口近侧以保护臀中肌及臀小肌。双手强力旋转及牵拉取头器取出股骨头。约 5% 患者需行二次股骨颈截骨及取头时反复插入取头器。股骨颈内翻畸形及明显髋臼周围骨赘形成者也往往需要行二次截骨处理(图 7.7和图 7.8)。

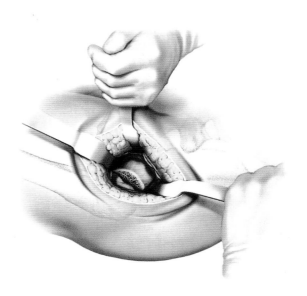

图 7.6 股骨颈截骨后所见。

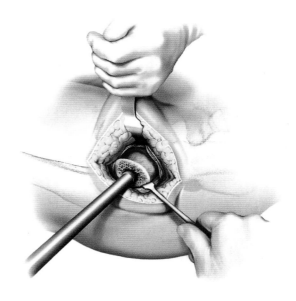

图 7.7　股骨头取出。

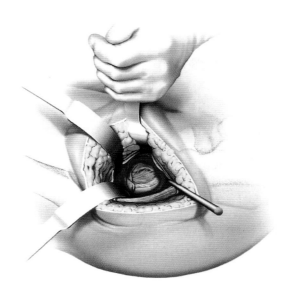

图 7.8　髋臼成形后拉钩再次置入所见。

7.6.3
髋臼制备

移除股骨头后将一根斯氏针插入髋臼缘顶点,这样就不必再使用拉钩牵开臀中肌及臀小肌。使用组织钳提起并切除髋关节顶部及背侧部分关节囊。将弧形拉钩置于髋臼缘远端,较宽拉钩置于经截骨后已脱位的股骨近端将其牵向下外侧。

髋关节囊多余部分切除可良好显露髋臼。

使用较小直径的髋臼磨锉器可加深髋臼磨锉深度,之后使用较大直径磨锉器磨锉髋臼周缘。此操作方法可防止磨锉髋臼不对称。为使臼杯良好贴附,髋臼周缘磨锉应较实际臼杯直径小 2mm(非骨水泥型假体植入技术)。

此后,依臼杯假体类型进一步磨锉制备髋臼。骨水泥型臼杯植入时磨锉需较实际臼杯直径大 2mm。植入臼杯前需在髋臼底部钻三个直径为 5mm、深为 10mm 的孔。压配式非骨水泥型臼杯假体植入之前无需进一步处理髋臼。

为防止术后产生撞击症状需切除髋关节周围骨赘。

可使用直形或弯曲手柄臼杯植入器械植入臼杯假体,具体植入器械因假体类型不同而不同。植入假体后用生理盐水反复冲洗术区(图 7.9)。

7.6.4
股骨制备

制备股骨髓腔时需先移除患肢膝关节下方腿垫,并调整对侧腿垫位置使对侧患肢处于过伸位。将弧形 Hohmann 拉钩置于大转子背侧以将阔筋膜牵向背侧,这样患肢股骨近端髓腔可良好显露。

助手将患肢固定于外旋 90°、膝关节屈曲 70° 位,使患肢处于极度内收、过伸位。

弧形拉钩置于股骨近端顶部以牵开腹侧软组织。股骨近端可使用直形 Hohmann 拉钩辅助牵开显露股骨髓腔近端。Hohmann 拉钩在左腿置于 5 点方向,一般在右腿置于

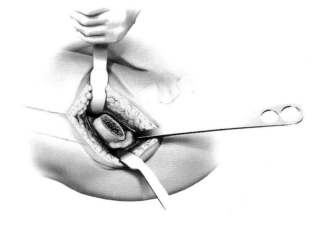

图 7.9 股骨截骨完成后置入拉钩。注意近端直形拉钩置于转子区域以利于直形扩髓器扩髓,弧形短柄拉钩置于股骨颈截骨端皮质骨背侧(内侧)。

7 点方向。

如仍显露不清则可切除股骨侧残留关节囊组织。

使用方形开髓器凿开股骨髓腔后使用各型扩髓器扩髓。依股骨柄假体类型可采用直形或弧形扩髓器。弧形扩髓器用于弧形或解剖型股骨假体柄植入扩髓。需根据术前计划及术中所见股骨大、小转子的位置给予适度扩髓。

可将扩髓器连接于双偏距手柄后扩髓。扩髓完成后装入股骨头假体试模。患肢伸直、内旋复位髋关节。术中再次透视并与术前计划进行对比,确认臼杯及髓腔内假体位置。

再次脱位髋关节后移除假体柄试模并装入股骨假体柄。将股骨头假体试模再次装入假体柄后复位髋关节并再次透视确认假体位置是否满意。最后脱位髋关节并将股骨头假体装入臼杯(图 7.10)。

7.6.5
复位

假体组件装入后使用生理盐水冲洗术区并清理组织碎屑。将 Langenbeck 拉钩再次置入术区腹侧,以防止复位过程中损伤髋关节周围肌肉组织。

笔者习惯术中在切口周围皮下组织及髋关节囊周围给予利多卡因及肾上腺素注射以利于术后镇痛。

之后将患肢伸直并内旋,最终复位髋关节。

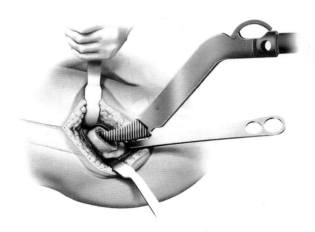

图 7.10　股骨扩髓。注意近侧直形拉钩牵拉时勿阻挡扩髓器操作。

7.6.6
切口缝合

术区留置三根负压引流管 48 小时。其中两根引流管位于阔筋膜下方，一根位于切口浅层。

阔筋膜及皮下组织视具体情况缝合 5 针即可。皮肤可使用皮肤缝合器或为美观予以皮内缝合。

7.7
术后护理与康复

7.7.1
术后早期护理

患者术后转运至康复室。为避免术后髋关节脱位，需避免术后早期髋关节外旋活动。将患肢在支具保护下置于中立位。术后视患者疼痛严重程度给予镇痛药物（对乙酰氨基酚类和阿片类）。为防止术后髋关节周围骨化，术后 2 周内给予口服双氯芬酸（150mg/d）。老年患者如存在禁忌可不给予口服，也可同时给予胃黏膜保护剂。

骨水泥型假体术后 1 天可允许患肢完全负重，非骨水泥型假体术后前 2 周允许部分负重。所有患者术后前 2 周均不允许双腿交叉活动或髋关节屈曲超过 70°，并建议患者术后 4~6 周内进行拄拐功能锻炼。

每日给予低分子肝素（速碧林），也可给予双下肢穿特制弹力袜，以防止深静脉血栓形成。静脉泵系统可在术后 2 小时后开始使用。

7.7.2
物理治疗

有效的物理治疗对于患者术后快速恢复是十分重要的。术后可依据患者康复过程中的具体情况、年龄及健康状况给予相应的物理治疗干预。

7.8
并发症

主要有三类术后并发症:①术中分离时可能导致臀肌损伤,尤其是在臀肌间隙显露不清楚时;②使用带弧度髋臼磨锉器磨锉髋臼时可能导致髋臼上缘磨锉过度;③拉钩位置不当有可能导致股骨髓腔扩髓时大转子骨折。

7.8.1
术中并发症

臼杯及股骨柄假体植入不当是所有微创髋关节置换术的主要术中并发症,如髋臼腹侧缘磨锉过度可能导致臼杯假体位置过高,导致其稳定性差并最终导致术后因此产生一系列问题。技术不熟练的手术医师在术中植入髋臼杯假体时应特别注意,保证置入臼杯后的稳定性。术中股骨皮质骨折或假体周围骨折可能导致股骨柄假体置入错误。术前未详细计划可能导致术中假体偏心距设定错误,最终导致术后双下肢不等长。

双下肢不等长可能导致远期出现髋关节脱位。如出现上述情况,术中可根据具体情况延长手术切口并给予及时调整。

7.8.2
术后并发症

患者仰卧位前外侧微创髋关节置换术无特异性术后并发症。

7.9
笔者临床经验、预后及手术成功率

近 25 年来,笔者共行 2400 例全髋关节置换术,多数全髋关节置换均行前外侧手术入路。其中约 750 例患者行微创经前外侧入路全髋关节置换,据统计手术成功率达到了 97%。

其中 5 例需行翻修手术。这 5 例中,2 例原因为股骨干骨折,2 例原因为转子间骨折,1 例是因深部组织感染。

笔者所在医院行初次行髋关节手术患者需输血的比例仅为 3.7%。笔者认为微创前外侧手术入路的患者术后满意度高于传统髋关节手术。

此手术入路下行全髋关节置换，患者住院时间平均缩短 3 天，估计可平均节省 20% 的住院费用。

患者仰卧下可行双侧经前外侧微创入路全髋关节置换术，但较单侧全髋关节置换术而言手术相关处理更为复杂。通常第二个髋关节置换手术时间要短于第一个髋关节。笔者 2008 年曾行 18 例双侧全髋关节置换术。

手术医师往往需经尸体观察及在有经验医师协助下方可熟练掌握此微创前外侧入路技术。笔者认为，此手术入路技术易于学习和掌握，但假体植入技术需经历一定的学习曲线方可熟练掌握。

笔者认为，术者至少行 50 例手术实践方可熟练掌握此手术技术，而其他术式往往经 10 例实践后即可掌握。

笔者认为，患者仰卧位下微创前外侧髋关节手术入路技术的主要优点在于：切口小、对肌肉损伤小、神经损伤危险性小、假体植入操作较为容易、切口内部解剖结构清晰及手术时间较短。

（黄宁庆　曹志强　译）

参考文献

1. Watson-Jones R (1936) Fractures of the neck of the femur. Br J Surg 23:787–808
2. Kwon MS, Kuskowski M, Mulhall KJ, Macaulay W, Brown TE, Saleh KJ (2006) Does surgical approach affect total hip arthroplasty dislocation rates? Clin Orthop Relat Res 447:34–38
3. Meek RM, Allan DB, McPhillips G, Kerr L, Howie CR (2006) Epidemiology of dislocation after total hip arthroplasty. Clin Orthop Relat Res 447:9–18
4. Honl M, Dierk O, Gauck C, Carrero V, Lampe F, Dries S, et al (2003) Comparison of robotic-assisted and manual implantation of a primary total hip replacement. A prospective study. J Bone Joint Surg Am 85-A:1470–1478
5. Bertin KC, Rottinger H (2004) Anterolateral mini-incision hip replacement surgery: a modified Watson-Jones approach. Clin Orthop Relat Res (429):248–255
6. Graf R, Azizbaig-Mohajer M (2006) Minimally invasive total hip replacement with the patient in the supine position and the contralateral leg elevated. Oper Orthop Traumatol 18:317–329
7. Roth A, Venbrocks RA (2007) Total hip replacement through a minimally invasive, anterolateral approach with the patient supine. Oper Orthop Traumatol 19:442–457

第8章　后侧入路

Modaine J

8.1
引言

本章将讨论髋关节后侧微创手术入路技术。与其他髋关节微创手术入路技术一样，后侧微创入路也是由传统手术入路改进而来。

Bernard von Longenbeck 于 1874 年首次提出了传统经后外侧入路的髋关节置换术[1]。Tronzo 认为[2]，此后至少有 13 种不同的此后侧入路的改进入路，其中比较典型的改进入路为 Kocher[3]、Gibson[4]和 Moore[5]提出的手术入路。

Kocher-Langenbeck 后外侧髋关节手术入路[3]目前是法国骨科医师比较熟悉的手术入路之一。此入路技术易于掌握，以往常用于股骨颈骨折手术处理。

Moore[5]对 Gibson 髋关节后外侧手术入路[4]进行了改进，使之成为真正的后侧髋关节入路。

本章作者 J.Modaine 博士于法国行 450 例经微创后侧入路髋关节置换术。此手术切口可根据情况予以延长成为传统的后侧入路切口，股骨髓腔制备较前侧或前外侧髋关节入路更为容易且术中易于确定患肢长度，术后患者均无跛行症状，患者术后满意率高且较传统手术术后恢复快。

8.2
患者选择

8.2.1
术前检查

术前需行骨盆前后及侧位全尺寸 X 线拍片检查。前后位 X 线拍片检查可在术前明确髋臼倾斜角。

8.2.2
适应证

全髋关节置换术手术适应证主要包括：髋关节骨性关节炎、股骨头坏死、髋关节类风湿关节炎及股骨颈骨折。

需根据患者所处年龄段确定其手术适应证。笔者认为，35～50 岁患者股骨头坏死的主要原因为酗酒，而髋关节骨性关节炎主要见于年老患者（60～85 岁）。70 岁以上股骨颈骨折患者需考虑行全髋关节置换术。

髋关节后侧微创手术入路适用于各个年龄段患者。

体重指数过高对于该手术入路的选择无不良影响。笔者在对体重过大及肥胖患者行该手术入路下髋关节置换术时，采用的切口仍较小，术中软组织分离及显露操作并不困难。

臼杯假体放置不当及术后并发髋关节脱位行翻修术时经此切口显露也较为容易，但在保留假体柄情况下取出翻修臼杯假体时操作相对较为困难。

虽然理论上可经后侧微创入路行双侧全髋关节置换术，但有学者并不主张同时行后侧微创入路双侧全髋关节置换术。笔者曾对 2 例无法行腰麻患者行双侧全髋关节置换术，此 2 例为强直性脊柱炎患者且颈椎强直，需行插管全麻麻醉。

经后侧微创髋关节入路行髋关节置换术后，患者康复时间较传统术式短，可在术后 1 个月完全恢复日常活动。但到术后 3 个月时不论采用何种术式，患者的生活质量无明显差异。

8.2.3
禁忌证

先天性髋关节脱位是微创髋关节后侧入路的主要禁忌证。

骨肿瘤患者行髋关节置换术时不应采用此后侧微创入路。

一些以增加骨量及骨质缺损矫形为目的的翻修手术也是此入路的禁忌证。

其他禁忌证与传统全髋关节置换术禁忌证相同。

8.3
优点

髋关节后侧微创手术入路的优点主要在于术中可根据具体情况延长手术切口,而手术时间并未因此而延长。

经此入路髋臼杯假体易于植入,并可术中良好地控制下肢长度,植入骨水泥型和非骨水泥型股骨假体柄操作也较为容易。

笔者提出了术中骨盆周围肌肉牵开技术以防止术中损伤坐骨神经。在经此髋关节后侧手术入路的操作中从未发生过坐骨神经损伤。

术后患者康复时间较短,平均为 3～4 周。术后一个月后患者一般无需拄拐活动并可恢复正常生活活动。

此外,可在常规手术床上行微创髋关节后侧入路假体置换,并不需要特制的手术床。

8.4
缺点

髋关节后侧入路(微创或常规入路)的主要缺点在于术后并发髋关节后侧脱位的危险性增高,术中髋关节显露需切开髋部后侧肌群,假体植入后其骨性附着部位是否良好对于是否并发髋关节后侧脱位具有重要的意义。笔者认为采用微创髋关节后侧入路术中肌肉损伤小,因此术后髋关节脱位发生率小于传统手术入路。

8.5
患者体位与手术区域

8.5.1
患者体位

患者侧卧位于标准手术床上（图 8.1），需注意骨盆应保持垂直和处于相对稳定的位置，可在骨盆前后放置骨盆垫以防止术中移动。

消毒铺单需包括患侧髋关节区域，需注意层流手术室内手术时无菌铺单的顺序。

根据术前制定的患者术后（传统或快速）康复计划采用不同的手术麻醉方式。如术后行传统的康复计划可给予腰麻或硬膜外联合麻醉。腰麻可阻滞运动神经功能，而硬膜外麻醉可减轻术后疼痛症状。如行术后快速康复计划，患者需术中给予全麻，术区给予丁哌卡因或罗比卡因阻滞，以防止术后出现疼痛症状。也可术后给予吗啡泵镇痛。手术开始时术者位于患者后方，两位助手中一位协助操作及拉钩，另一位助手固定患肢，以保证术中股骨近端的显露。

术后可给予双下肢穿弹力袜（2 型），以防止深静脉血栓形成。

8.5.2
手术器械

常规髋关节置换时使用的长柄器械如手术刀片、手术剪及长柄拉钩也可用于微创后侧入路，此外还有专用的臼、柄磨锉器械及打压器械。

钝头自动拉钩用于牵开皮肤及皮下组织。

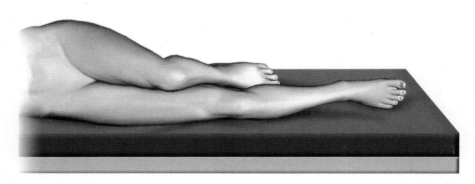

图 8.1　患者外侧卧位。

　　Hohmann 拉钩（1 号、3 号和 7 号）、腹壁拉钩及深部组织拉钩可用于切口深部组织牵拉显露。笔者在术中根据具体情况利用术者自身体重下压以保持拉钩位置。

　　股骨颈截骨需使用长摆锯。医师可据自己习惯采用不同方法取出股骨头。笔者习惯使用取头器取出股骨头。

　　髋臼可使用 Chana 手柄连接髋臼磨锉器进行磨锉，其偏心手柄利于磨锉器置入髋臼后进行磨锉。髋臼制备完成后使用偏心或弧形手柄加压器打入髋臼假体后植入髋臼内衬。

　　笔者建议术中使用直形扩髓器行股骨近端扩髓。

　　髋臼假体植入辅助器械依假体类型不同而存在差别，辅助器械常由假体生产厂家提供。

8.5.3
髋关节假体的选择

　　植入假体类型的选择视患者手术适应证及医师习惯而定。

　　骨水泥型或非骨水泥型髋臼假体皆适用于微创后侧入路。带螺纹臼杯假体植入需使用直形假体打入器。而微创髋关节后侧入路使用直形臼杯打入器操作较为困难，有学者建议经此入路行髋关节置换时不使用螺纹适配型臼杯假体。

　　笔者习惯使用直形股骨柄假体，其肩部较扁平，髋臼杯使用压配式假体及陶瓷内衬。

8.6
手术技术

8.6.1
切口与手术入路

　　此入路的主要操作原则是切开后经切口形成一个能良好显露术区髋关节及其周围区域的"移动窗"。在术中处理髋臼时股骨近端显露较为困难，而显露股骨近端时则无法观察到髋臼。

　　术中患者处于外侧卧位，触及大转子后以其前 2/3 为参照点（图 8.2）。自此参照点向近侧弧形切开皮肤长约 6～8cm。切口全长 1/3 位于此参照点远侧，另 2/3 位于参照点近侧。切口长度可依患者肥胖程度及股骨头直径不同而予以调整，必要时可适度延

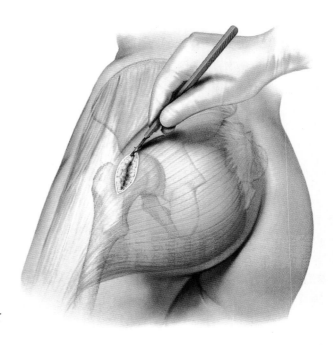

图 8.2　术中皮肤切口长度一般为股骨头直径的 1.5 倍。

长切口，小于 6cm 皮肤切口可能导致皮肤挫伤。

切开皮下脂肪组织并沿皮肤切口方向使用拉钩牵开显露切口，也可使用自动钝头拉钩牵开切口，之后，电凝彻底止血。

沿阔筋膜及臀大肌肌纤维方向切开肌层，此二肌肌纤维斜行走行并与手术切口方向呈一定角度。必要时可延长阔筋膜切口至皮肤切开长度，臀大肌切口应尽可能小，以防止其肌肉支配神经损伤，这样即形成了手术操作的"移动窗"。

为保护坐骨神经，笔者首先使用 Lambotte 骨膜剥离子拨开臀大肌，将 1 号 Hohmann 拉钩置于股骨颈上部梨状肌和臀中肌之间，另一个 3 号 Hohmann 拉钩置于股骨颈下方股方肌与闭孔内肌之间（图 8.3）。患肢置于轻度外旋外展位，可良好显露闭孔内肌。

术中自止点分离的肌腱需使用坚固的缝线贯穿，并在切口下方（闭孔内肌）和上方（梨状肌）打结固定。离断后肌腱需保留部分止点以方便术后再次缝合固定（图 8.4）。

梨状肌腱及其与上孖肌、闭孔内肌联合腱需自其止点附近予以分离。笔者建议使用电刀分离，电刀分离时可导致肌肉收缩，从而易于显露肌肉下方髋关节囊。切开肌肉后需电凝止血。

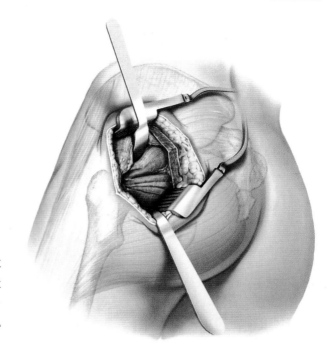

图 8.3　后侧入路浅层显露。钝头自动拉钩牵开皮肤及皮下组织。Hohmann 拉钩置于梨状肌和臀中肌之间、股骨颈上方。另一 Hohmann 拉钩置于股骨颈下方、股方肌与闭孔外肌之间。

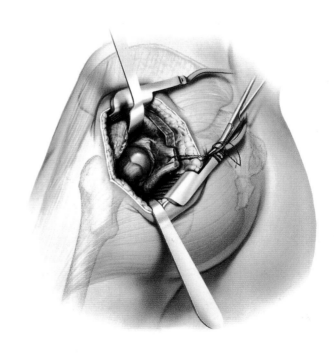

图 8.4　后侧关节囊切开显露股骨头，需注意骨盆转子周围肌肉位于坐骨神经与拉钩之间。术中髋外旋肌已切断。

8.6.2
股骨颈的处理

为显露股骨颈需使用电刀切开后侧髋关节囊。长刃电刀头周围塑料保护套可防止术中皮肤及软组织损伤。笔者建议切除髋关节囊后侧以防止术后髋关节僵直。

术中髋关节脱位有很多方法,笔者通常使用专用脱位拉钩完成操作。

根据术前计划标示股骨颈截骨部位,可使用标尺测量并将小转子作为参照点。

术中需确认股骨头旋转中心以保证术后双下肢等长,股骨颈基底部位截骨可使用长刃摆锯。

8.6.3
髋臼制备

上述操作完成后,将拉钩置于髋臼盂唇前方即可显露髋关节囊前方,切除髋关节囊前方及后方后修整髋臼盂唇,这样可防止假体植入后组织对臼杯产生撞击。髋关节囊完全切除还可减低术后髋关节僵硬的危险性并使术中股骨柄髓腔植入易于操作。

髋臼唇前方及后方之间的髋臼横韧带需在术中显露并予以切除。此韧带结构切除后利于臼杯假体植入定位。

将一根斯氏针插入髋臼后缘,下方拉钩置于髋臼下方并牵开髂腰肌后可良好显露髋臼。

髋关节内侧骨赘及髋臼深部骨赘切除后一并切除前方骨赘。

使用偏心髋臼磨锉器磨锉髋臼至髋臼内骨质显露并出现活动性出血,最终磨锉直径应小于臼杯假体直径 2mm (或 1 号)。磨锉深度依臼杯假体类型不同而各不相同(图 8.5)。

臼杯假体需沿外翻 45°、前倾 20°植入。用特殊的偏心、弧形手柄臼杯打入器最终打入臼杯假体。笔者在术中使用特制的器械,以使臼杯内衬与臼杯轴向保持一致。

8.6.4
股骨制备

将患肢重新置于垂直位并给予外旋应力,同时髋关节内旋 15°以使股骨颈保持前倾。助手自膝关节施压使股骨颈移入术区"移动窗"。

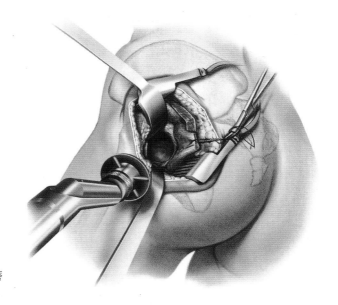

图 8.5　图示切口周围组织显露准备磨锉髋臼。

　　将 Hohmann 拉钩置于髂腰肌与股骨之间。股骨上提并将另一拉钩置于股骨颈下方后下压。此拉钩可将股骨近端外移并可防止扩髓时周围软组织损伤(图 8.6)。

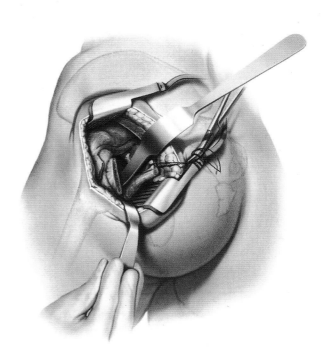

图 8.6　股骨近端髓腔经切口形成移动窗显露。

方形髓腔开髓器开髓定位后,使用扩髓器经定位点扩髓。扩髓凿出松质骨使用刮匙予以清除,或使用钻头及软组织刮匙显露髓腔。这样在扩髓过程中可保证髓腔通道方向正确。

使用直形股骨髓腔锉近端扩髓,可依据术前计划不断增大髓腔锉型号进行磨锉。髓腔锉磨锉接近骨皮质后需停止磨锉(此时磨锉时髓腔内无法移动扩髓器且磨锉声音出现变化)(图8.7)。扩髓器插入水平需达股骨颈截骨水平。

股骨柄假体植入后自膝关节牵拉将股骨复位至正常位置(图8.8),使假体颈部与切口轴线平行并位于肌层及缝线下方。笔者习惯使用假体加压器在术区移动窗内移动

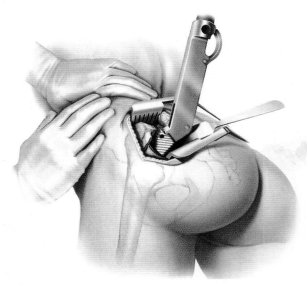

图 8.7　股骨近端扩髓器扩髓。

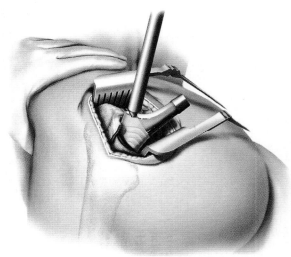

图 8.8　股骨柄假体植入。

假体颈部。

　　股骨头假体试模植入股骨柄假体头部后,确认股骨头假体旋转中心位置正确且与自体股骨头及术前计划相一致。笔者在术中使用标尺进行测量。

　　股骨髓腔磨锉不当是缺乏经验医师常见的错误,最终导致股骨假体柄处于内翻位,需予以重新磨锉纠正。

　　如果假体颈部长度较要求短,可依术前计划使用较大型号股骨头假体,要求术中植入股骨头假体后其旋转中心位置正常。

8.6.5
复位

　　术者使用压头器并在助手于患肢膝关节牵拉辅助下完成复位。牵引患肢使股骨头假体达臼杯假体前方后患肢内旋即可复位。

　　如复位后发现患肢长度增加,可能是由于股骨头假体与臼杯后方撞击所致。此时需使用 Lambotte 拉钩将股骨干提起并使用压头器将股骨头假体复位。

8.6.6
切口缝合

　　使用加压冲洗器和含抗生素溶液反复冲洗切口。

　　可留置深部及切口浅层负压引流管 2 ~ 3 天。

　　髋关节复位后将梨状肌离断部分原位缝合于其骨性止点及大转子与臀中肌之间。可在骨性止点附近钻孔缝合止点下方。笔者建议使用 Flexiden7 号缝线缝合。

　　阔筋膜、臀大肌、皮下组织和皮肤层使用可吸收缝线予以逐层缝合。可使用一根可吸收缝线连续缝合阔筋膜和臀大肌。以皮内缝合或皮肤吻合器关闭皮肤切口。

8.7
术后护理与康复

8.7.1
术后早期护理

　　患者平卧由手术床转移至康复床。

给予硬膜外麻醉患者通常术后当天无法自主活动,因此无预防髋关节脱位的特殊措施。

术前常不给予预防性使用低分子肝素。所有患者术后当晚可给予半量低分子肝素、术后第一天开始给予全量低分子肝素注射,持续 42 天。

笔者所在医院术后康复计划有两种:传统康复计划持续 8～10 天,快速康复计划平均 6 天。传统康复计划患者术后第二天在步行器辅助下开始功能锻炼;快速康复计划患者术后当天下午即开始步行器辅助下活动,之后改为双拐辅助下活动。一些患者术后 5 天即可弃拐行走。

术后患肢屈伸活动需注意以下几点:术后 1 个月内禁止髋关节外旋活动;术后 3 周内禁止双腿交叉活动以防止术后髋关节脱位。患者往往至术后 3 个月可恢复正常生活。患者在康复期活动时应慎重,以避免出现髋关节脱位。

8.7.2
物理治疗

物理治疗是术后康复治疗的一个重要组成部分。笔者所在医院对采用术后快速康复计划患者给予一整套特殊、有效的物理治疗,患者在手术后的第 1 个月内接受 20 次物理治疗。开始是每日 1 次,随后是每两日 1 次。

8.8
并发症

8.8.1
术中并发症

大转子骨折是微创髋关节后侧入路术中及术后常见并发症。骨折及股骨假体柄植入不当(内翻畸形)的原因主要是由于术者对此技术的掌握不熟练,在技术熟练的手术医师则很少发生。术前需详细制定手术计划且术中严格按计划操作,这对于减少骨折发生的危险也是十分重要的。

术中需特别注意勿损伤髋关节周围环状分布血管(尤其是静脉)。术中对此环形分布的血管网止血较为困难,这也是此微创手术入路术中患者失血多于传统手术入路的原因之一。

8.8.2
术后并发症

传统及微创髋关节后侧入路手术的主要术后并发症是髋关节后侧脱位。笔者认为,由于微创手术入路肌肉损伤小,其与传统后侧入路相比术后并发髋关节脱位的危险性较小。

8.9
笔者临床经验、预后及手术成功率

过去 21 年来,笔者共行约 2200 例经后侧入路髋关节置换术,其中 450 例经髋关节后侧微创入路是近 3 年来施行的。此入路手术成功率达到了 95%。

笔者认为,微创手术的相关并发症较少且手术技术较容易掌握。

笔者经过不断的实践摸索,目前手术操作中失血量已明显减少。目前无术后感染病例,仅有少数患者出现切口周围皮肤青紫,主要是由于术中股骨扩髓器磨锉时所致。

行手术处理的患者中仅有 2% ~ 3% 由于假体松动需行翻修手术。

对于有经验的手术医师,经此入路行全髋关节置换术的平均手术时间为 40 分钟。

与传统手术入路相比,患者术后康复时间短。

由于手术切口较小,患者术后满意率较高。

手术医师要掌握此后侧微创手术入路技术,首先需熟练掌握传统髋关节后侧入路技术。作者建议在学习掌握此项技术时,首先行传统后侧入路而后逐渐减小切口长度。

笔者认为,医师须经至少 20 ~ 25 例髋关节后侧微创手术入路全髋关节置换手术实践方可熟练掌握此项技术。即使在掌握传统后侧入路技术后,也需要至少经过 5 ~ 10 例微创入路实践。

此微创手术技术明显节省了患者相关医疗费用,患者住院时间较传统手术明显缩短,因此值得在临床上推广。

(黄宁庆　张渊 译)

参考文献

1. Langenbeck B.v (1874) Ueber die Schussverletzungen des Hüftgelenks. Archiv für Klinische Chirurgie 16:294
2. Tronzo R (1973) Surgery of the hip joint. Lea and Febiger, Philadelphia
3. Kocher T (1907) Chirurgische Operationslehre, Fifth edn. Gustav Fischer, Jena
4. Gibson A (1950) Posterior exposure of the hip joint. J Bone Joint Surg Br 32-B:183–186
5. Moore A (1959) The Moore Self-Locking Vitallium Prosthesis in fresh femoral neck fractures: a new low posterior approach (The Southern Approach). CV Mosby, St. Louis

第9章 结　语

Werner Siebert

9.1
全髋关节置换术的未来发展趋势

多年来,由于全髋关节置换术的临床应用,多数相关疾病患者的生活质量得到了明显的改善。据统计,目前全世界每年至少有 100 万例患者行全髋关节置换术。此数字预计在未来由于人们对生活质量的要求不断提高还会不断增长。而在欧洲超过 50%的大于 50 岁老龄人口存在不同程度的髋骨性关节炎或关节功能异常(图 9.1)。

Crowninshield 报道, 在美国人口相关调查中自诉存在髋关节骨性关节炎症状的患者较 1985 年增加了两倍[1]。女性骨性关节炎并存在明显症状的患者为男性的两倍。此外,在美国,肥胖人口较过去 20 年增加了两倍。在德国,70%的男性及超过 50%的女性体重指数过高。由于肥胖人口的增加导致发生髋关节骨性关节炎及最终行全髋关节置换术的人口数量也相应增加。

未来全髋关节置换术将向何方向发展？毫无疑问,手术患者人数将会不断增加但手术操作将会更难,因手术医师面对的将会是更多的肥胖患者。

另外,尚需考虑到即使是老年患者对于术后能恢复一定程度活动水平的期望也在不断增加。

目前高龄人口普遍教育程度较高且对置换手术理念易于接受,今后全髋关节置换术患者与手术医师的信息沟通将更为容易。此外,由于器械厂家广告宣传作用及相关手术技术信息在互联网上推广的作用,一些年轻的患者为获得更好的疾病后生活质量,也可能最终选择关节置换手术。因此,未来髋关节手术的开展将会更为广泛。

微创髋关节置换术可能成为未来的髋关节置换常规术式,这将会成为未来的趋势,但其他常规术式也并非为学者们所摒弃。

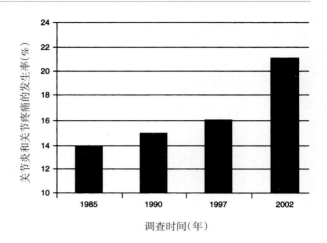

图 9.1 Crowninshield 美国成年人骨性关节炎调查情况统计结果。（Graphic from the Journal"Hip International"Fig.3 Page4）

目前髋关节置换技术最主要的两个进展包括微创技术和计算机辅助技术。

CT 导航系统及影像导航技术目前已在欧洲得到了广泛的应用，但目前此技术在推广过程中的有效性仍存在一些争议。

目前此技术的研究成果主要见于一些个案报道，而无相关的随机及前瞻性研究。因此，目前尚无计算机辅助包括导航技术优于传统置换技术的证据。目前，英国国家卫生与临床优化研究所（National Institute for Health and Clinical Excellence）已对此小切口全髋关节置换技术进行了多项评估[2]，并对各个微创切口进行了一些可控随机研究（Ogonda、Chimento、Lawlor [3-5]），这些评估研究表明与传统术式相比其在临床各方面并无明显差异。

Murphy 和 Tannast 对传统和微创髋关节置换术进行了相关对比研究后认为，微创手术技术相比传统手术技术由于保留了髋关节囊后侧外展肌及髋关节周围短的旋转肌结构而更为安全，且患者术后康复快[6]。其研究数据结果表明，微创髋关节置换术具有明显的优势。

Bozic 和 Beringer 对患者经济、手术医师及住院时间等相关因素进行了综合评估[7]后得出结论。微创全髋关节置换术后患者功能恢复好、康复时间短且相关医疗费用较传统手术低。在未来，医疗费用因素也可能是患者就诊时必须考虑的因素之一。

Vail 和 Callaghan 认为，外侧双微创切口入路全髋关节置换术与传统术式相比术后并发症发生率高，而单微创切口全髋关节置换术与传统术式相比预后更好[8]。目前微创髋关节手术仅有相关的早期预后及随访研究报道，但因其在很多方面具有明显的优势可能成为今后髋关节置换手术的趋势。

今后将会有更多为此术式专门设计的手术器械、内植物假体不断推出并应用于临床,患者术后康复计划将会不断得以完善,术后镇痛措施也会得以不断改善。

以往传统的大切口术式将借此得以改进,但在一些情况下传统术式仍将应用于临床,正如在临床上当采用关节镜技术无法完全处理患者病变时医师会转而采用其他微创手术处理一样。前面章节所述各种微创髋关节手术入路将会成为今后髋关节置换手术入路选择的趋势。

结合导航技术的髋关节置换技术,目前在其临床效果及术后长期随访方面仍有待进一步研究证实。新型假体内植物在临床上不断推出,其股骨假体柄及试模组件趋向于更短小的设计,以利于在初次髋关节置换术时有效重建股骨头偏心距和下肢长度,从而更有效地防止术后并发髋关节脱位。就这些方面来讲,导航技术的发展对于此微创术式的切口小型化、更小的组织损伤具有重要的意义。

微创髋关节置换技术需要特殊的内植物假体及特殊的手术器械,较传统术式而言,医师掌握该技术的学习曲线长且需要手术医师具有丰富的临床经验。

此外,此微创手术技术临床效果可靠,目前短期随访研究结果令人鼓舞。

随着新型内植物假体的不断推出及对假体磨损因素理论的不断完善,此技术还将会进一步得到发展,但决定手术成功与否的关键因素是医师是否熟练掌握此手术技能。术中对臼杯假体组件的正确放置及对患肢长度的正确控制技术可能通过导航技术得以改善。更为重要的是,术中需尽可能保护切口周围软组织,以达到真正的微创手术效果。

本书主要讨论髋关节微创手术技术及相关手术入路技术,目的是为了使外科医师对此技术有更深入的了解,并能够熟练掌握此项具有一定难度的手术技术。

本书涉及的髋关节微创手术入路可用于多种内植物假体植入。我们认为,长股骨假体柄或翻修技术相比于臼杯假体植入是此技术的难点。

从保护软组织角度而言,短柄股骨假体具有很多优点,此类假体柄易于植入,尤其对于肌肉发达或肥胖患者。如经长期研究随访证实,短柄股骨假体植入术后预后良好,我们将在今后的微创全髋关节置换时选择植入短股骨假体柄。

目前中欧国家对髋关节置换术研究关注的焦点并非是髋关节翻修手术技术。2008年德国(National Institute for Quality in Health Care, Duesseldorf, Germany)统计行全髋关节置换术后患者仅 2.2% 患者需行翻修处理,这与其他髋关节置换术后手术处理相比仅占很小一部分。此外,目前学者们趋向于使用非水泥型内植物假体(BQS 2008 年统计,非骨水泥型假体植入占全髋关节置换术患者的 64.7%）。

我们发现为微创入路专门设计的植入假体在术中造成的软组织损伤小,并易于操作。

由于患者术后疼痛症状轻、术中失血量少、术后恢复快、住院时间短且相关医疗费用低,患者术后可尽快恢复正常生活活动,其临床预后较常规术式好,且患者手术切口小、术后满意率高,因此我们建议在临床上推广此髋关节微创术式。

（黄宁庆　张渊 译）

参考文献

1. Crowninshield RD (2006) The new orthopaedic hip patient. Hip International 16(2 Suppl 4): S3–S8
2. National Institute for Health and Clinical Excellence: IP Overview: Single mini-incision total hip replacement; http://www.nice.org.uk/
3. Ogonda L, Wilson R, Archbold P, et al (2005) A minimal-incision technique in total hip arthroplasty does not improve early postoperative outcomes. J Bone J Surg 87:701–710
4. Chimento GF, Pavone V, Sharrock N, et al (2005) Minimally invasive total hip arthroplasty. J Arthoplasty 20:139–144
5. Lawlor M, Humphreys P, Morrow E, et al (2001) Minimally invasive total hip arthroplasty. Oper Tech Orthop 11:270–273
6. Murphy SB, Tannast M (2006) Conventional vs minimally invasive total hip arthroplasty. A prospective study of rehabilitation and complicatons. Orthopäde 35:761–768
7. Bozic, KJ, Beringer D (2007) Economic considerations in minimally invasive total joint arthroplasty. Clin Orthop Rel Res 463:20–25
8. Vail TP, Callaghan JJ (2007) Minimal incision total hip arthroplasty. J Am Acad Orthop Surg 15:707–715

索　引